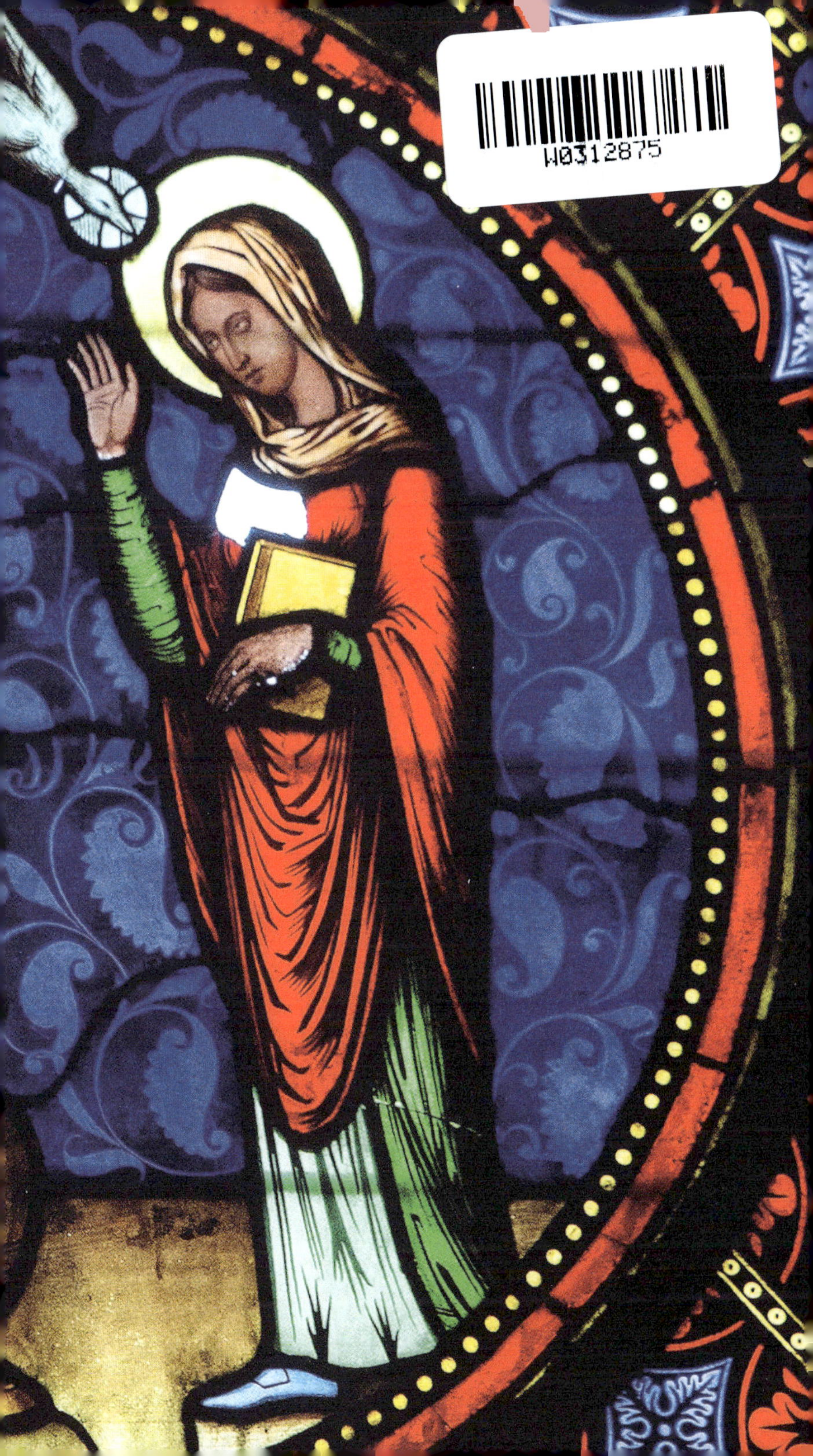

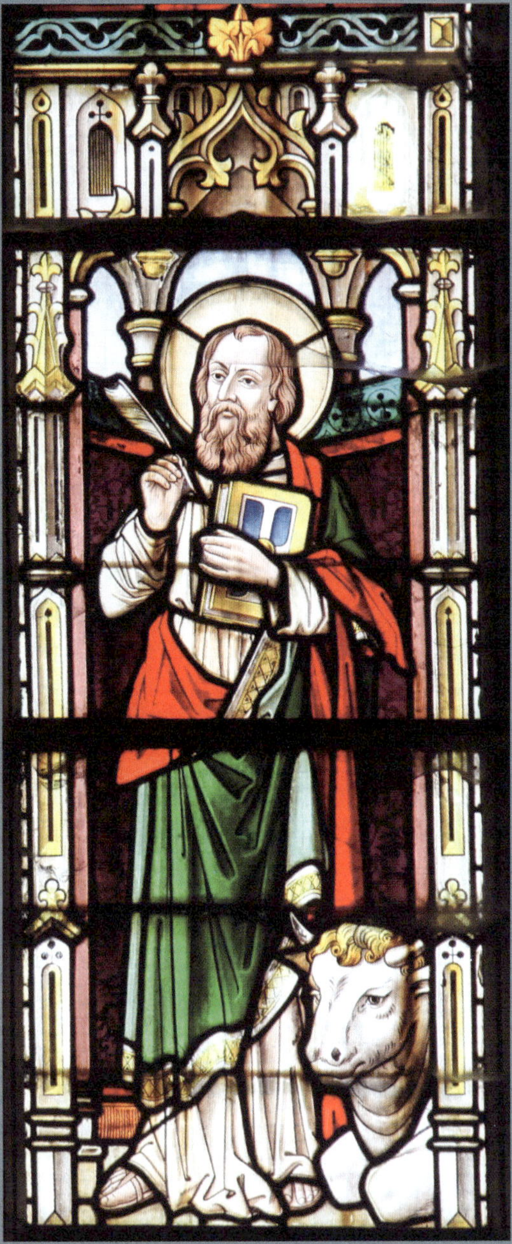

Der Evangelist Lukas
(Stabroek, Flandern, Kirche St. Catharina)

Franz Kamphaus

Gott ist im Kommen

Franz Kamphaus

Gott ist im Kommen

Ein Begleiter durch die Advents- und Weihnachtszeit

Herausgegeben von Heike Helmchen-Menke

PATMOS VERLAG

Abbildung auf dem Vorsatz:
Verkündigung
(Bayeux, Kathedrale Notre-Dame)

Inhalt

WEIHNACHTSZEIT: GLAUBEN LEBEN

Vorwort der Herausgeberin

Advent und Weihnachten – diese Zeit hat es in sich, alle Jahre wieder. Und damit ist nicht das Hetzen und Rennen gemeint, nicht nur die besondere emotionale Bedeutung des Festes für viele Menschen, sondern nicht weniger als die Botschaft von der Menschwerdung Gottes.

Was da gefeiert wird, die Geburt Jesu, ist ein zentrales Datum. Es ist so wichtig, dass wir unsere Zeit danach ausrichten. »Es gibt die Zeit *vor* der Geburt Jesu Christi und die Zeit *nach* der Geburt Christi. Jesus Christus steht in der Mitte. Wie der Zeiger der Uhr sich um den Mittelpunkt dreht, so dreht sich alles um Jesus. Er ist die Mitte der Zeit. Er strahlt durch alle Jahrhunderte«, schrieb Franz Kamphaus als Bischof von Limburg in einem Kinderbuch den jüngsten Christinnen und Christen. Jesus »ist heute so lebendig wie damals. Darum haben wir allen Grund, jedes Jahr zu Weihnachten seinen Geburtstag zu feiern. Seine Geburt sagt Wichtiges über ihn und über uns.«[1]

In dem Kinderbuch lädt Franz Kamphaus die Jungen und Mädchen ein, zur Krippe mitzukommen. Dazu schlägt er ihnen vor, in den Wochen der Adventszeit – vielleicht zusammen mit Familienangehörigen – eigenhändig nach und nach eine Krippe aufzubauen. Zentral dafür sind die Figuren, die für die biblischen Erzählungen rund um die Geburt Jesu wichtig sind.

Dieser Begleiter vom ersten Advent bis zum Ende der Weihnachtszeit entfaltet den Zugang zur Menschwerdung Gottes – und was das für die Menschen bedeutet – für Erwachsene, aber ebenfalls über die biblischen Protagonisten. Wenn Sie möchten, können auch Sie in den vier Adventswochen die Krippe in der eigenen Wohnung, im Haus oder vor der Tür nach und nach aufbauen. Das kann dabei unterstützen, sich an die Geburt Jesu zu erinnern und sich die Zusage zu vergegenwärtigen, dass das Reich Gottes nah ist, weil Gott selbst nah ist, weil er Mensch geworden ist. Dabei mögen Sie sich an den Werktagen der Adventswochen von den biblischen Hirten und Engeln oder auch von Josef, Maria, Elisabet oder Zacharias bewegen lassen oder auch von den beiden alten Menschen im Tempel, Hanna und Simeon, die in dem neugeborenen Kind das Licht der Welt erkennen.

In diesem Begleiter stehen die Wochen des Advents unter einem Motto. Die Sonntage haben je ein eigenes Thema. Die sechs Werktage der Adventswochen bilden je drei Paare: An einem Tag wird eine biblische Gestalt vorgestellt, am folgenden Tag wird ihre Botschaft vertieft.

An den Weihnachtsfeiertagen nimmt Bischof Kamphaus die Leserinnen und Leser mit zur Menschwerdung im Stall und zu der Ungeheuerlichkeit, dass ein Gott für uns Menschen selbst Mensch wird. Die folgende Zeit bis zum Ende des Weihnachtsfestkreises leitet über in den Jahreslauf – zu einem Leben in der Gewissheit, dass Gott Mensch ist und nah, aber immer noch Gott und groß, dass er jeden Menschen kennt und liebt und für seine Schöpfung Leben in Fülle will.

Mit diesen Zusagen können Menschen getrost ein Jahr vollenden und ein neues beginnen, können Sternsinger zu sich einladen und im neuen Jahr auf Spurensuche gehen. Denn, so gibt es Franz Kamphaus mit ins neue Jahr: »Das Kind ist nicht in der Krippe geblieben, es hat sich zu uns Menschen auf den Weg gemacht: durch alle Zeiten, in alle Länder, bis heute. Überall sind seine Spuren zu finden. Viele Menschen sind diesen Spuren gefolgt.« Und so spricht er jeden von uns direkt und vertraut an: »Jesus ist auch in deiner Umgebung zu finden, vielleicht gerade dort, wo du ihn gar nicht erwartest.«[2]

Damit sind wir wieder beim Beginn dieses Buches, beim Erwarten, beim Advent, bei der Erwartung, dass Gott Mensch wird. Wer ihn erwartet, weiß: Das Beste / der Beste kommt erst noch. Gott selbst ist – und bleibt – im Kommen.

In diesem Sinne wünsche ich Ihnen einen gesegneten Advent und eine frohe Weihnachtszeit.

Heike Helmchen-Menke

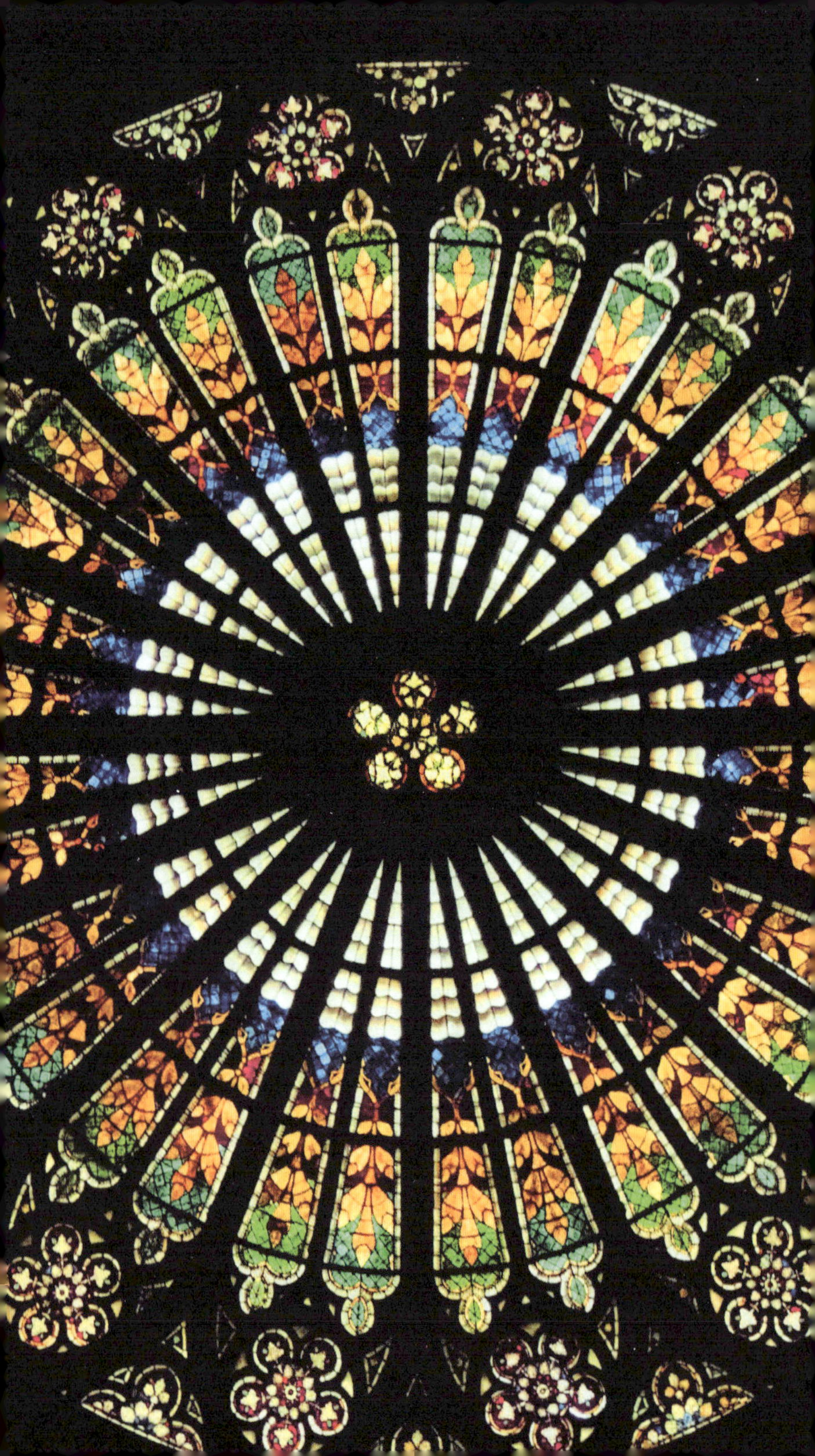

ERSTE ADVENTSWOCHE

Erwartet sein

Ich bin erwartet

Der Advent ist nicht nur fromme Erinnerung an Vergangenes, sondern unsere Gegenwart. Die Liturgie inszeniert nicht ein großes Spiel, sie verweist uns auf unsere Erfahrung. Merken wir nicht, wie unerlöst die Welt ist, wie unerlöst wir uns selbst oft genug verhalten, auch als Kirche? Wir leben nicht einfach nur *nach* Christus, wir sind oft genug weit *vor* Christus, stehen ihm im Weg, statt ihm zu folgen. Wir sind noch nicht bei ihm angekommen, wir sind unterwegs, und wir bleiben unterwegs. Unser Leben ist im wahrsten Sinne des Wortes ein Kommen und Gehen. Es ist nicht eine gerade Linie, die immer nur in eine Richtung führt – auf Jesus zu. Die Schwerkraft der Sünde will uns von ihm wegziehen. Wir müssen auf der Hut bleiben, dass wir nicht abdriften, sondern im Kommen bleiben, also auf Christus zugehen. ...

Der Advent ist die Zeit der Erwartung. Worauf warten wir? Das Evangelium sagt: Spekuliert nicht über den Zeitpunkt des Endes der Welt, sondern fangt an, auf die Spuren Gottes im Heute zu achten. Ihr findet sie jetzt. Gott ist im Kommen. Unsere Erwartung an das Leben und an unsere Zukunft ist aufgehoben in dieser allumfassenden Erwartung.

Christen sind Menschen, die sich nicht zufriedengeben mit dem, was ist, die sich nicht einfach dem Lauf der Dinge überlassen, sondern die auf die Zeichen der Zeit und der Schöpfung achten (Klimawandel, Geflüchtete). Christen sind Menschen, die vom Brot allein nicht satt werden, deren Hoffnung über die Grenzen der Welt und des eigenen Horizonts hinausreichen; Menschen, die daheim noch Heimweh haben – nach Gott.

Letztlich geht es nicht nur um unsere Erwartung. Ein älterer Mann sagte mir am Ende eines längeren Gesprächs auf die Frage, was für ihn das ewige Leben sei: »Ich bin erwartet.« Besser kann man es nicht auf den Punkt bringen: Ich bin erwartet – von Gott.[3]

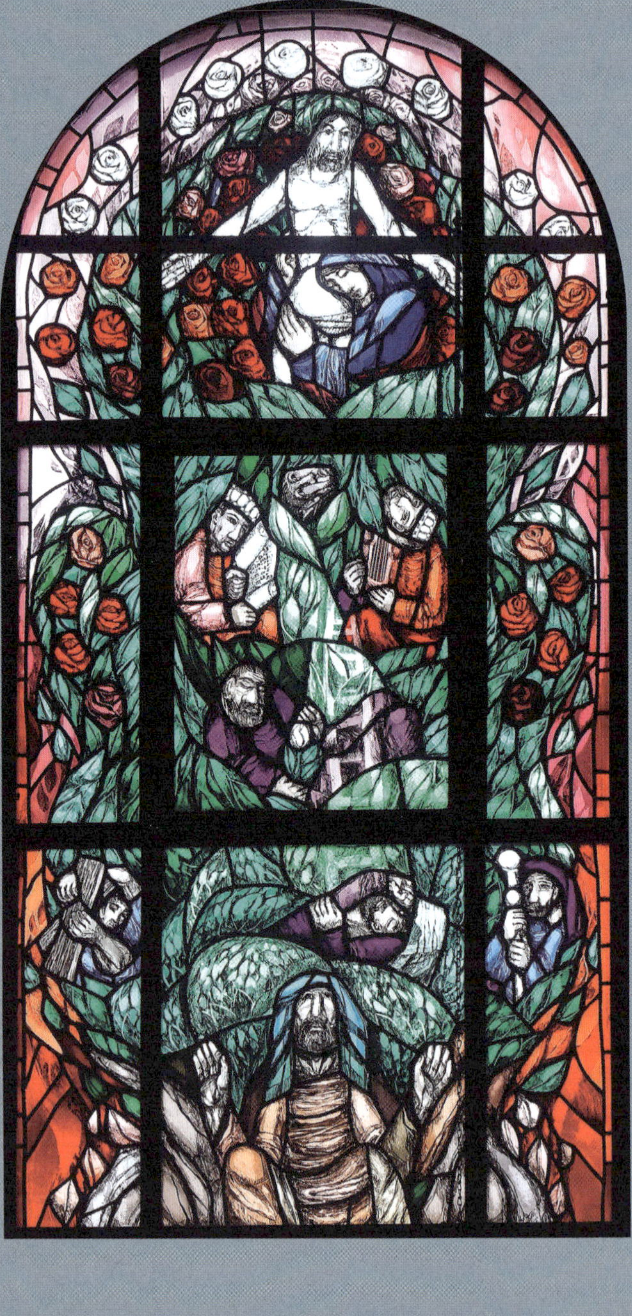

Stammbaum Jesu
(Sieger Köder, Kirche St. Jakobus in Hohenberg)

Der Stammbaum Jesu

Das Matthäusevangelium beginnt mit dem Stammbaum Jesu. Mancher von Ihnen erinnert sich an die vielen Namen, bei denen man sich die Zunge brechen kann. Der Stammbaum ist dem Evangelisten so wichtig, dass er ihn allem voraus an den Anfang setzt. Was will er uns sagen?

Jesus ist nicht wie ein Komet vom Himmel gefallen; er hat eine menschliche Geschichte, er gehört in die Generationenfolge einer bestimmten Familie. Er ist wahrhaftig Mensch geworden, nicht scheinbar, sondern leibhaftig. Er ist keine göttliche Idee, menschlich verkleidet. Er ist in Fleisch und Blut eingegangen, er hat Hand und Fuß.

Der Stammbaum verschweigt nicht die dunklen Punkte in der Geschlechterfolge. Salomon ist aus dem Ehebruch Davids mit der Frau des Urija geboren. Die Babylonische Gefangenschaft, dieser Tiefpunkt der Geschichte Israels, wird ausdrücklich erwähnt. Jesus ist in unsere Welt gekommen mit ihren Abgründen und Dunkelheiten, dorthin, wo wir leben, dorthin, wo Sünderinnen und Sünder sind, verlorene Söhne und Töchter. Jesus, ein Mensch wie Sie und ich – und doch ganz anders.[4]

Bei einem Kind sagt man oft: »Ganz der Vater, ganz die Mutter …« Jesus ist nicht einfach aus seinem Stammbaum abzuleiten. Manche denken, er sein ein Genie. Aber er ist mehr, viel mehr. Mit ihm setzt eine neue Geschichte ein, mitten in der alten. Er ist mehr, als Menschen aus sich heraus können. Es gibt nichts, nichts in der menschlichen Potenz, das ihn hervorbringen könnte. Er ist einmalig, von Gott.[5]

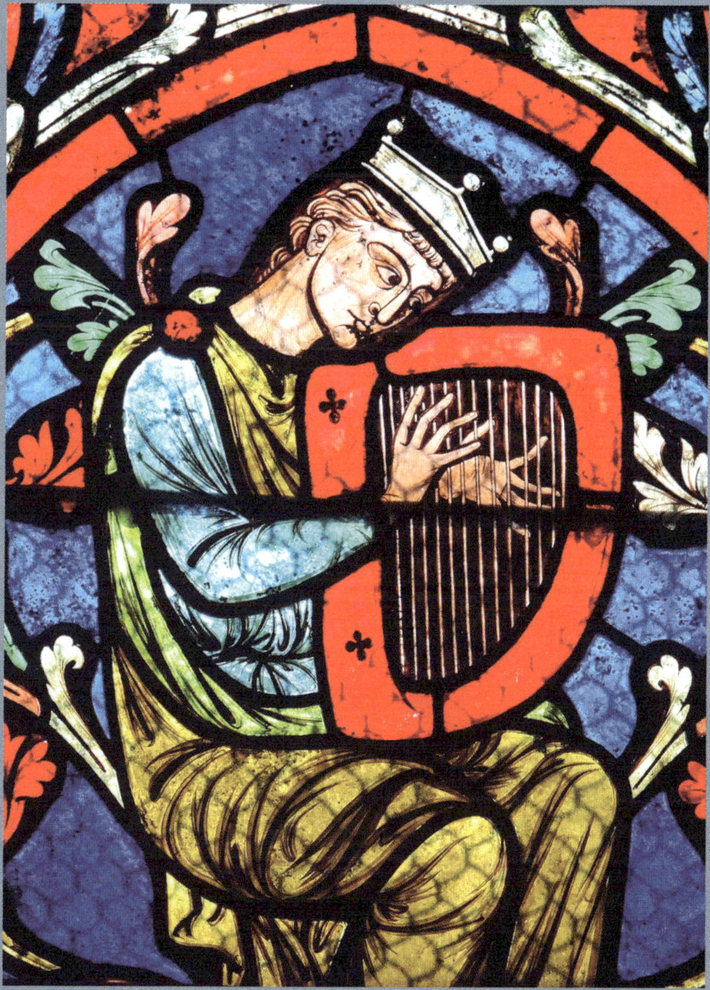

König David
(Paris, Kathedrale Notre-Dame)

Sich auf das Wesentliche besinnen

Mitten in unserer alten Welt, im Schoß der Jungfrau Maria, beginnt eine neue Welt. Jesus ist unvergleichlich, allen unseren Möglichkeiten voraus. Je länger ich ihn mit anderen vergleiche, desto klarer weiß und glaube ich: Er ist einmalig, durch nichts und niemanden zu ersetzen. Ohne ihn sähe die Welt, sähe mein Leben anders aus. Um nichts in der Welt möchte ich auf ihn verzichten. Wie gut, dass es ihn gibt. Ich vergleiche ihn mit den vielen, die selbst Heiland sein wollen und sich zum Retter anderer ernennen – und doch nur hilflose Helfer sind. Wie gut, dass er allein der Heiland und Messias ist! Wir verdanken ihn Gott. Der hat ihn uns geschenkt.[6]

Der Glaube an ihn bewahrt vor Selbstüberschätzung und Selbstüberforderung. Er lässt – wir sehen es an Maria – empfänglich und fruchtbar werden. ... Die Geburt, die wir feiern, liegt nicht in ferner Zukunft, sie ist ein für allemal geschehen in unserer Geschichte: Jesus Christus ist einmalig und unwiederholbar. Durch ihn ist auch für uns ein neuer Anfang möglich, nicht später, sondern hier und jetzt, nicht weltflüchtig, esoterisch, sondern leibhaftig, nicht als unser Werk, sondern empfangen durch den Heiligen Geist. Wenn wir uns wie Maria auf ihn einlassen, dann wird man auch heute merken, wes Geistes Kind wir sind. Dann werden wir mit Jesus guter Hoffnung sein. Lassen Sie uns den guten Hoffnungen mehr trauen als den schlechten Erfahrungen.[7]

Elisabet und Zacharias

Zwei Frauen treffen sich. Die eine hat jahrelang vergeblich auf ein Kind gehofft, die andere hat gar nicht damit gerechnet, Mutter zu werden. Und nun sind beide guter Hoffnung. Elisabet ist eine der beiden. Sie ist verheiratet mit dem Priester Zacharias und schon hochbetagt, aber das Ehepaar hat keine Kinder. Elisabet ist nämlich unfruchtbar. Schon in der Ankündigung der Geburt Jesu wird sie erwähnt. Der Engel spricht zu Maria: »Siehe auch Elisabet, deine Verwandte, hat noch in ihrem hohen Alter einen Sohn empfangen; obwohl sie als unfruchtbar gilt, ist sie schon im sechsten Monat. Denn für Gott ist nichts unmöglich« (Lk 1,36 f). Elisabet spricht bei der Begegnung das Segenswort über Maria. Sie erkennt, wer das ist, der durch Maria zur Welt kommen soll. Es ist der Herr, der Kyrios. Elisabet ist die Erste im Lukasevangelium, die Jesus als den Kyrios bezeichnet und damit ihr Glaubensbekenntnis spricht: »Wer bin ich, dass die Mutter meines Herrn zu mir kommt?« (1,43). Sie preist Maria selig ihres Glaubens wegen.[8]

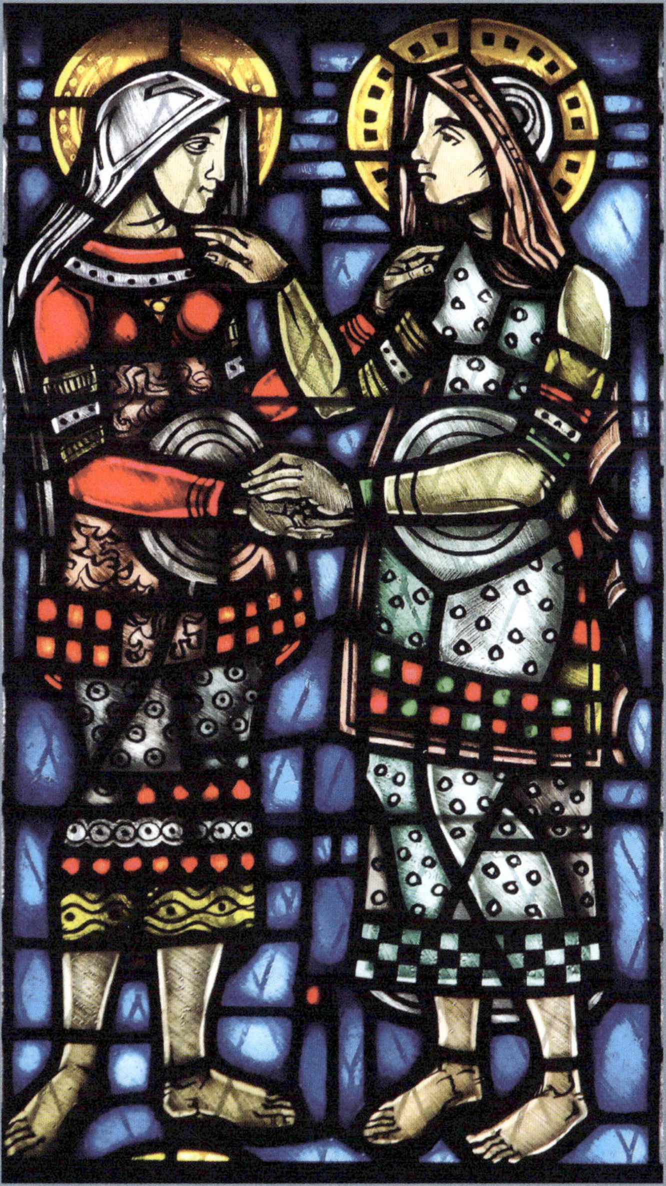

Maria und Elisabet
(Worms, Dom St. Peter)

Der Hoffnung trauen

Vieles, was Gott zugesagt hat, lässt auf sich warten, und viele werden darüber ungeduldig oder haben längst die Geduld verloren: Ist auf Gott Verlass? Macht er Versprechen und hält sie nicht? Hat er den Mund zu voll genommen? Und reden darum die Prediger nicht in aller Regel viel zu unbekümmert und vollmundig daher? – Mit Jesus Christus werden die Verheißungen Gottes nicht vollends und rundum erfüllt, sondern bekräftigt. Er ist wie die Unterschrift unter einer Urkunde. Bestätigte Verheißungen sind noch nicht erfüllt. Das Warten geht weiter, auch für uns Christen. Gottes Reich gleicht einem Saatkorn, das noch wachsen muss. Es bleibt noch viel zu hoffen übrig – trotz der Nähe Gottes, oder besser: gerade wenn man mit seinem Kommen rechnet. Christen geben sich nicht zufrieden mit dem, was ist. Sie trauen ihren guten Verheißungen und Hoffnungen mehr als den schlechten Erfahrungen. Sie sind guter Hoffnung. »O Heiland, reiß die Himmel auf!«[9]

Johannes der Täufer

Der Advent und Weihnachten werden zu Markte getragen und dem Markt geopfert. Da ist Johannes der Täufer, eine der zentralen Gestalten im Advent, ein Kontrapunkt. Er ist ein kantiger Mensch, anstößig, widerständig, ein Feuerkopf! Lukas zeichnet sein Auftreten in die Weltgeschichte ein. Größen der Zeit werden mit ihren jeweiligen Herrschaftsbereichen benannt, ähnlich wie in der Weihnachtserzählung. Das ist wie ein Ausrufezeichen: Passt auf! Gott führt das Regiment. Er ist unterwegs zu euch. Bereitet ihm den Weg! ...

Das Volk strömt in Scharen zu ihm hinaus. Dabei ist seine Predigt eine Art Publikumsbeschimpfung. Da haben sich die Leute aufgemacht, um ihn zu hören und sich taufen zu lassen. Sollte er nicht wohlwollend auf ihre Erwartungen eingehen? Wie kann er seinen gutwilligen, religiös interessierten Hörern solche Schimpfwörter an den Kopf werfen wie »Ihr Schlangenbrut«? – Mit dem Zitat aus dem Ersten Gottesknechtslied (Jes 40,4–6) wird ein anderer Ton angeschlagen. Neues steht bevor. Nichts bleibt, wie es ist. Das durch die Propheten lange Angesagte, aber letztlich doch völlig Unerwartete geschieht. Täler heben sich und Berge sinken herab, damit ein ebener Weg bereitet wird

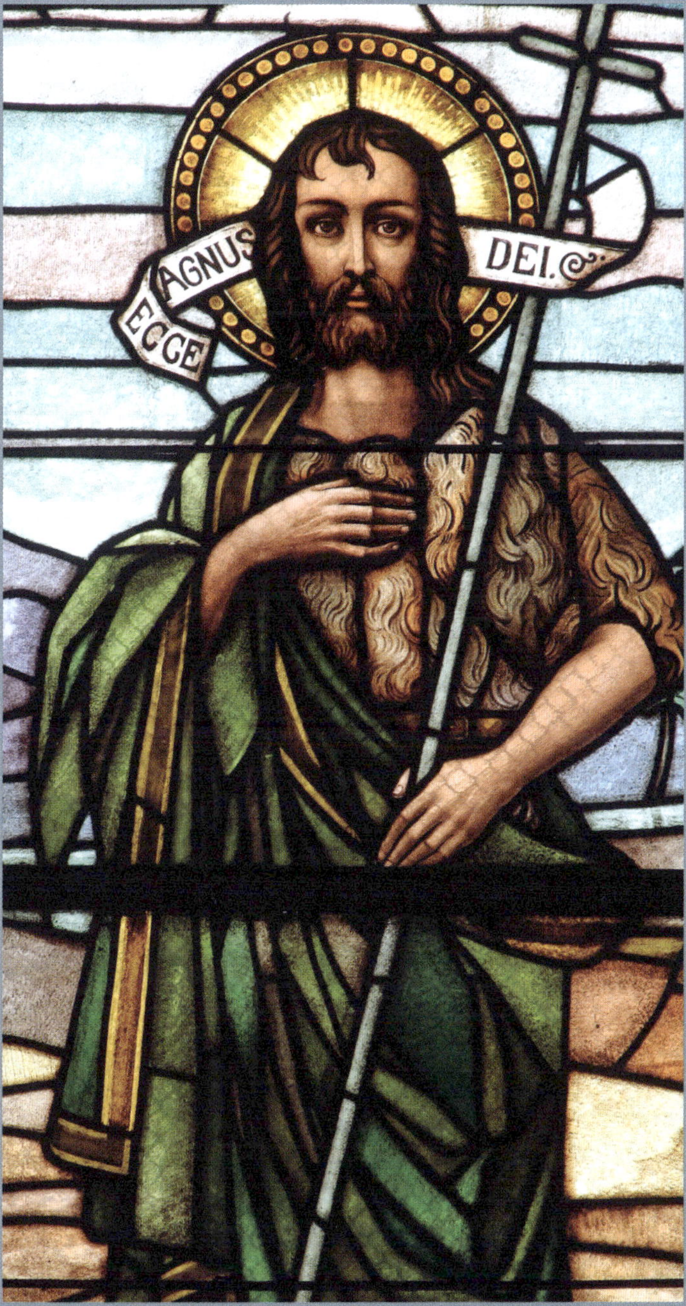

Johannes der Täufer

für den kommenden Messias: »Alle Menschen werden das Heil Gottes schauen.« ...

Johannes gibt ganz einfache und konkrete Antworten als Beispiele für Umkehr und Wegbereitung. Die Weisungen wirken sehr milde (allemal angesichts der Bergpredigt!), aber würden sie realisiert, wären sie ausgesprochen wirkungsvoll: Wer mehr hat, als er braucht, soll mit denen teilen, die nichts haben. Wer Geld kassiert wie die Zöllner, soll sich nicht unrechtmäßig bereichern. Wer Machtmittel zur Verfügung hat wie die Soldaten, soll sie nicht gewalttätig gegen die schwache Zivilbevölkerung einsetzen. Das sind Grundforderungen für ein Gemeinwesen, das die Schwachen schützt und den Starken im Interesse des Gemeinwohls sinnwolle Grenzen setzt. Wenn sie eingehalten würden, dann bekäme unsere Gesellschaft ein deutlich menschlicheres Gesicht.[10]

Vorläufer sein

Johannes der Täufer ist ein Wegbereiter, der Vorläufer des Messias. In dieser Berufung ist er nicht nur für jede und jeden von uns Vorbild, sondern auch für die Kirche. Auch für sie gilt: Sie ist Vorläuferin, vorläufig. Sie ist nicht selbst der Messias. Wenn wir die gegenwärtige Kirchensituation mit dem Missbrauchsskandal und vor allem dem Glaubensschwund nicht einfach nur hinnehmen, sondern fragen, was uns das vom Glauben her zu sagen hat, dann gehört zur Antwort sicher auch dies: »Wir sind zu viel Kirche und zu wenig Christus« (Kardinal Christoph Schönborn). Das Kostbarste, was uns im Glauben geschenkt ist, ist Christus, nicht Petrus. Gott lehrt uns, die Kirche realistisch einzuschätzen. Auch sie trägt ihren Schatz in zerbrechlichen Gefäßen. Wenn die Kirche sich selbst wichtiger nimmt als ihre Botschaft, wenn sie sich mehr liebt als Gott und den Nächsten, dann verrät sie ihren Auftrag. Es kommen als Boten Gottes immer nur Menschen mit ihren Menschlichkeiten und dem oft allzu Menschlichen. Und die Leute sagen dann: »Schaut euch das nur an, die sind auch nicht besser …« Unsere Aufgabe besteht darin, Vorläufer zu sein, Christus den Weg zu bereiten.[11]

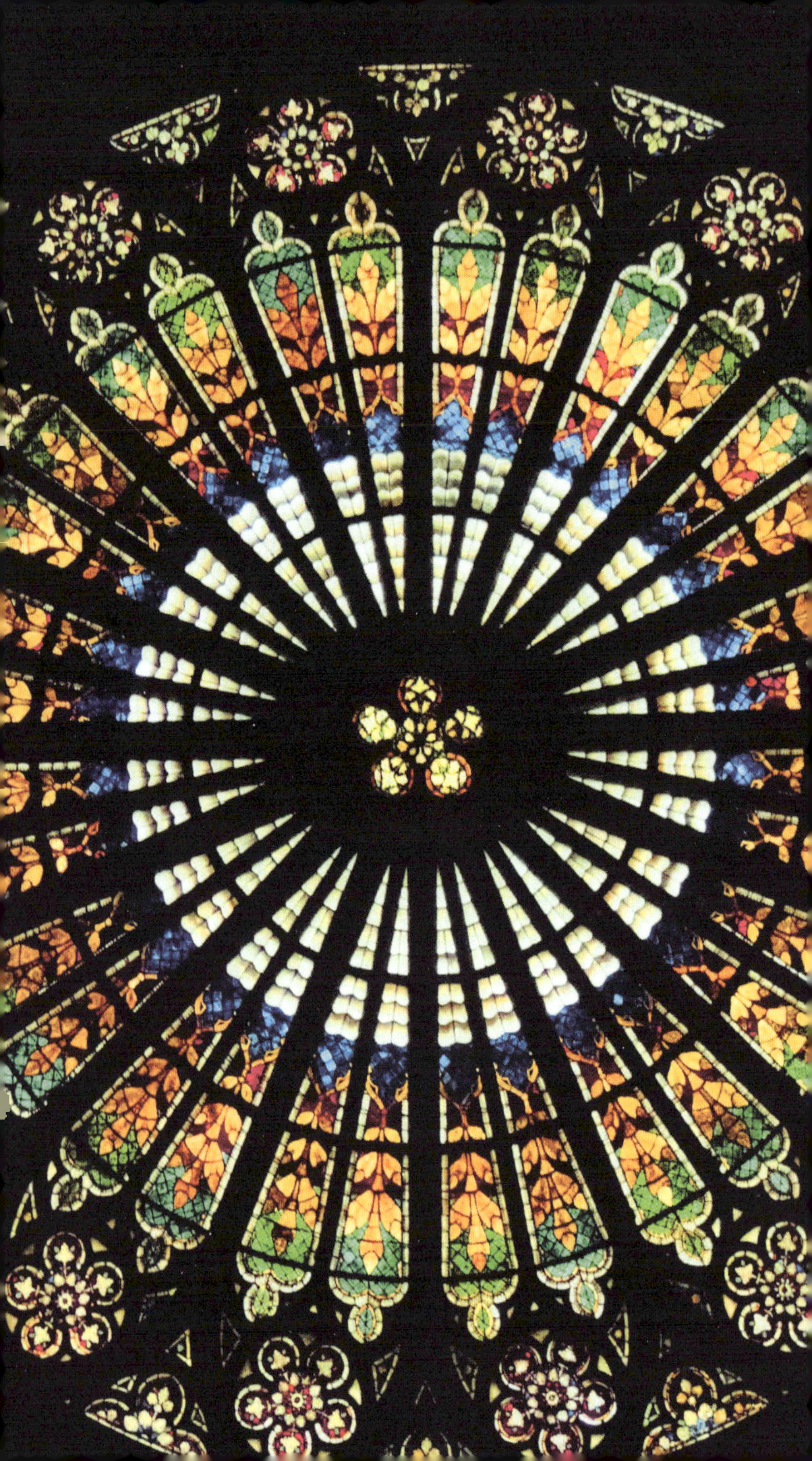

ZWEITE ADVENTSWOCHE

Trost erfahren

Brutale Fakten

Während alles im vorweihnachtlichen Adventszauber versinkt, stehen brutale Fakten unerbittlich im Raum. Weltweit stirbt alle fünf Sekunden ein Kind unter zehn Jahren an Hunger. Alle drei Tage wird in unserem Land eine Frau ermordet. Der islamistische Terror hält uns in Atem. Und weiter: Die Atomwaffenbestände in Ost und West werden aufgerüstet. Die Biomasse der Insekten ist in den letzten 25 Jahren um 75 Prozent heruntergewirtschaftet worden. Die CO_2-Steuer gegen den Klimawandel kommt viel zu langsam voran. Die Weltklimakonferenzen bringen nur magere Ergebnisse. »Da kann man nichts machen«, heißt es dann, und einer schiebt es auf den anderen. Es kann doch nicht wahr sein, dass wir uns mit dem himmelschreienden Unrecht abfinden! Wir können die Welt nicht zum Teufel gehen lassen. Möge Gott doch endlich überall zum Ziel bringen, was er mit Jesus begonnen hat. »Wo bleibst du, Trost der ganzen Welt?« *Komm, Herr Jesus* – dieser Sehnsuchtsruf war den frühen Christen so wichtig, dass sie ihn in ihrer aramäischen Muttersprache festgehalten haben: *Maranatha*. …

Wie kann man in dieser Hoffnung leben und den Kopf nicht hängen lassen? Mir helfen dabei Menschen, deren

Erwartung nicht in ihrer kleinen Welt aufgeht, die vom Brot allein nicht satt werden; die lieber mit großen Hoffnungen hungern und dürsten, als sich mit Banalitäten volllaufen zu lassen; Menschen, deren Erwartung nicht an den Grenzen unserer Zeit erlischt, die für unsere Zeit, für unsere Welt etwas erwarten; Menschen, die tatsächlich etwas von Jesus erwarten und daraufhin ihr Leben ändern; Menschen, die darauf warten, dass die Gottesherrschaft die Herrschaft der Herren und die Knechtschaft der Geknechteten beendet. Sie alle machen mir Mut. Mit ihnen rufe ich gegen die Hoffnungslosigkeit in mir und um mich herum: »Komm, Herr Jesus!« (Offb 22,20).[12]

Gabriel, der Verkündigungsengel

Wie soll man nur einen Engel darstellen? Das ist gar nicht so einfach. Manche Leute sagen: »Ich bin noch nie einem Engel begegnet, also gibt's keine.« Schade, dass sie so denken, sie verpassen etwas ganz Wichtiges. ... Wenn etwa jemand sagt: »Mensch, du bist ja ein richtiger Engel.« Er hat keine Flügel, aber er ist »ein richtiger Engel!«. Er tut etwas besonders Gutes oder er bringt eine gute Nachricht.

In der Weihnachtsgeschichte sind Engel ganz wichtig. Sie sagen den Menschen Nachrichten weiter. Die Engel sagen nicht nur, was die Menschen sich so erzählen, sondern was Gott uns zu sagen hat. Sie sind Boten Gottes. ...

Der Engel Gabriel hat der Maria eine ganz wichtige Botschaft gebracht: »Du wirst die Mutter des Gottessohnes. Durch dich kommt Gott zur Welt.« Das ist kaum zu glauben. Gott ist nicht mehr weit weg, er bekommt Hand und Fuß.[13]

Der Gottesbote Gabriel betritt die Erde nicht in Jerusalem, nicht an heiliger Stätte, sondern abseits der religiösen und politischen Metropole auf dem Land, im letzten Nest der Provinz. Wer kennt schon Nazaret? Der Ort spielt in den Annalen Israels keine Rolle, geschweige denn in denen der Weltgeschichte. Dort leben die kleinen Leute, die (wie die Hirten) in den Sorgen ums tägliche Auskommen ihren Alltag fristen. Himmel und Erde begegnen sich nicht in den oberen Etagen einer Hierarchie, sondern unter dem Dach einer armen jungen Frau.[14]

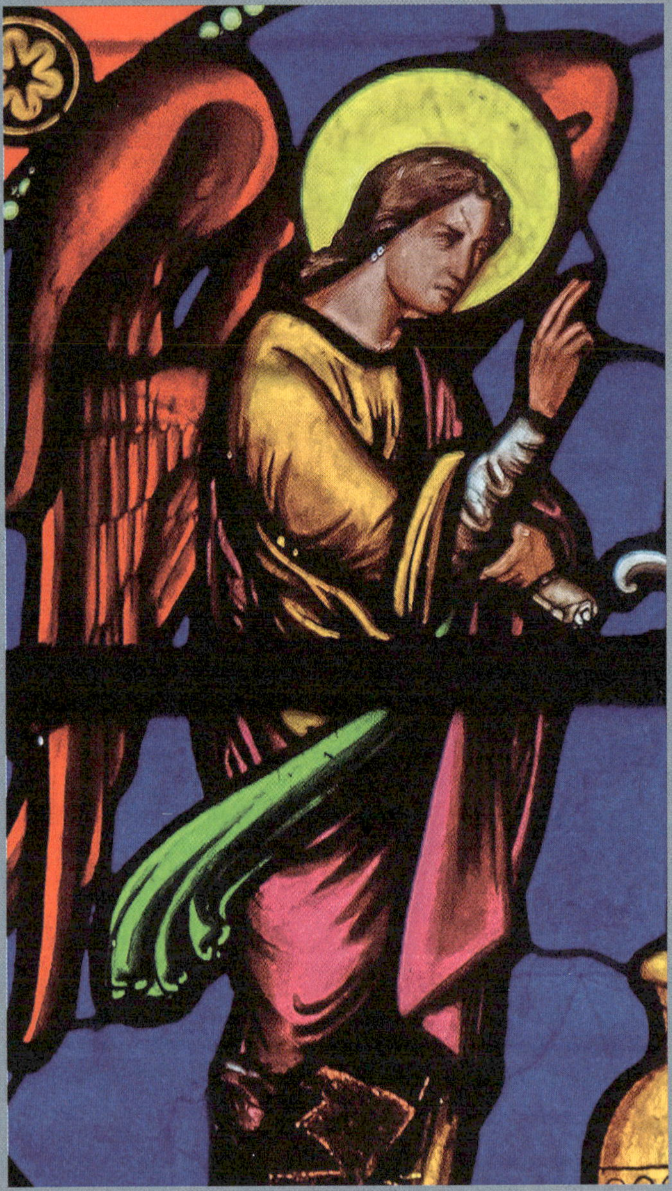

Botschaft Gabriels an Maria
(Tours, Kathedrale St. Gatianus)

Einer Zusage vertrauen

Maria, die unbedeutende Frau aus der Provinz, von Gott geliebt und in Gott verliebt, hingerissen von Gott. Das löst ihr die Zunge, das lässt sie tanzen und singen: »Meine Seele preist die Größe des Herrn«.

Manche von Ihnen mögen denken: Die hat gut singen, die ist fein raus. Was ist mit denen unter uns, denen die Töne im Halse stecken bleiben, denen das Leben den Mund verschlossen hat? – Der Gott, dem Maria ihr Lied singt, will nicht hoch hinaus, er will tief hinunter, er hat einen Hang nach unten zu denen, die im Dreck sitzen. Die Situation ist Maria nicht fremd. Sie weiß aus eigener Erfahrung, was Niedrigkeit heißt, von der Niederkunft im Stall bis zur Gottesfinsternis unterm Kreuz. Und doch singt sie, singt das Lied ihres Lebens in der Gewissheit, dass mit dem, was ist, das letzte Wort noch nicht gesprochen ist. Neues ist im Werden, sie ist guter Hoffnung, sie geht mit Gottes Sohn schwanger. Wer trotz aller schlechten Erfahrung in ihr Lied einstimmt, der setzt auf das, was im Werden ist. Er setzt auf die Schwangerschaft, durch die Gott zur Welt kommt.[15]

Die junge Maria

Maria ist kein Übermensch, sondern ein einfaches Mädchen. Sie weist, wie es aussieht, keine besondere Nähe zu Gott auf, keine außergewöhnliche Eignung für das, was er mit ihr vorhat. Er beginnt mit dem Heil der Welt nicht auf höchster Ebene, sondern im Leib einer unbedeutenden Frau. Die Schwangerschaft mit dem Messias und Gottes Sohn bringt das Kleinste in der Welt mit dem Größten zusammen. Stärker könnte die Diskrepanz nicht sein, die Gott selbst auf sich nimmt und in die er nun auch die stellt, die er für seinen Weg erwählt hat. Letzte werden Erste.

Der Kontrast ist weder lieb noch rührend. Er ist umwerfend und erschreckend: Maria »erschrak über die Anrede«. Welch ein Gruß! »Sei gegrüßt, du Begnadete, der Herr ist mit dir.« Umwerfend, nicht zu fassen! Maria geht nicht fraglos darauf ein, ihr Glaube hat Fragen: »Wie soll das geschehen …?« Sie ist keine unbedarfte Ja-Sagerin.[16]

»Du wirst ein besonderes Kind bekommen. Es soll Jesus heißen. Er ist der Retter, den Gott schon so lange versprochen hat. Und Gott selbst wird sein Vater sein.« Erst ist Maria erschrocken. Und dann hat sie gesagt: »Es soll so geschehen, wie Gott es möchte.«

Gott hat bei Maria gezeigt: Wir müssen nicht reich sein und auch nicht besonders klug. Wir brauchen keine großen Worte zu machen. Wir dürfen zuhören. Dann hören wir, was Gott uns sagen will. Maria hat gut zugehört. »Mir geschehe, wie du gesagt hast«, sagt sie, und so geschieht es ihr.[17]

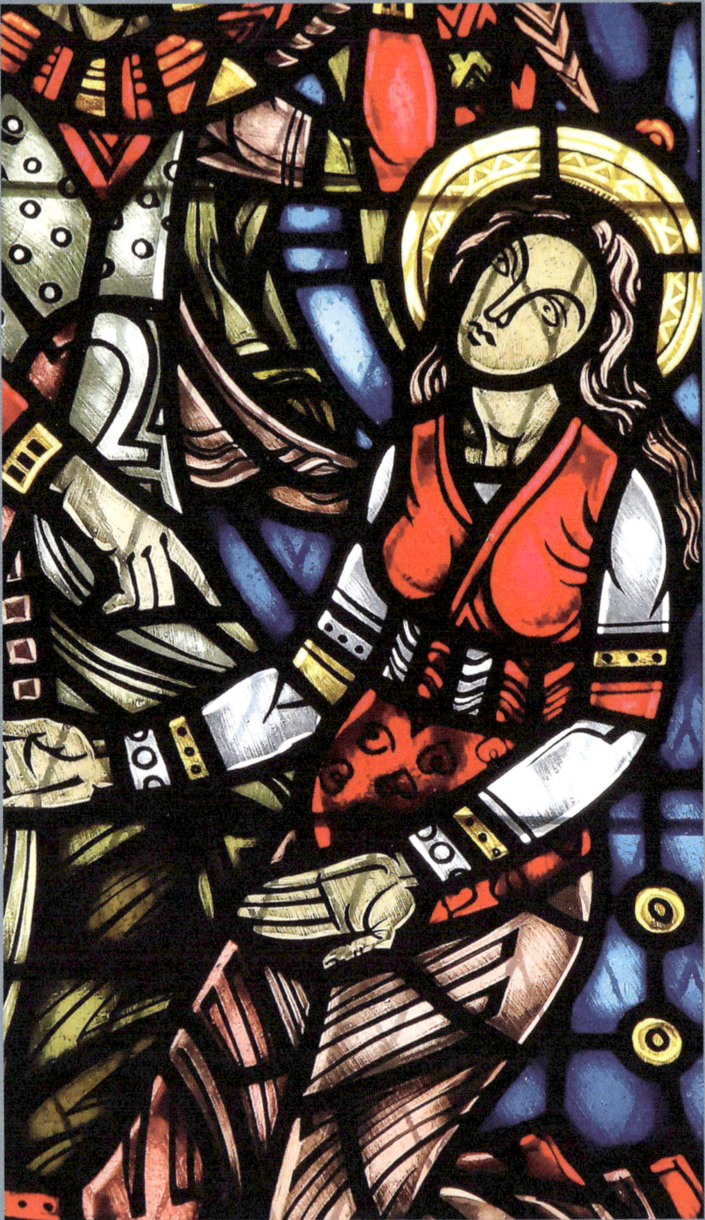

Maria hört die Botschaft des Engels
(Worms, Dom St. Peter)

Sich auf Gewagtes einlassen

Das Lied Marias [das Magnifikat] hat es in sich, ist alles andere als ein Hochjubeln von Fans. Es ist ein gefährliches Lied, ein Loblied auf Gott, der nicht alles so lässt, wie es ist. Er stellt die Welt auf den Kopf – oder besser gesagt: Er stellt sie wieder auf die Füße. Er zwingt die Gebeugten nicht in die Knie, er hilft ihnen, dass sie auf die Beine kommen, zum aufrechten Gang, erhobenen Hauptes. Er erhöht die Niedrigen, er sättigt die Hungernden, er tröstet die Traurigen und weist die Mächtigen in Schranken. Revolutionär, in der Tat, aber nicht eine der üblichen Revolutionen. Die Potentaten werden nicht vernichtet, sondern entmachtet. Die Tyrannen und Paschatypen werden nicht umgebracht, sondern entthront. Die Reichen werden nicht beiseitegeschafft, sondern gehen leer aus. Nichts von der Rache des kleinen Mannes! Wo Gott herrscht, da herrscht Gerechtigkeit für alle – und Erbarmen. Niemand ist abgeschrieben, nicht einmal wir Reichen.

Das ist die Vision einer verbesserlichen Welt. Wer sein Leben und Glauben von diesem Freiheitslied her angeht, der lebt und glaubt anders als einer, der nur Katastrophen kommen sieht ... Glaube ist wie der Vogel, der singt, wenn die Nacht noch dunkel ist (Tagore). Er singt in der Nacht auf den Tag zu. Er hat die Hoffnung in der Kehle – wie Maria. Sie lädt uns alle ein, in ihr Lied einzustimmen, wenigstens schon mal mitzusummen. Es wird schon klingen, weil einige kräftige Stimmen dabei sind, die den Ton halten:[18]

Maria, Hanna – Frauen am Anfang unserer Hoffnungsgeschichte. Mit Frauen beginnt's.[19]

Josef

Ein Engel ist dem Josef im Traum erschienen. Er hat Josef darauf vorbereitet, dass Maria ein ganz besonderes Kind erwartet. Und er hat sogar noch gesagt, wie das Kind heißen soll: Jesus![20]

Bei Jesus ist das so: Er ist Gottes Sohn. Jesus ist ganz der Vater – er ist von Gottes Art. Und Jesus ist auch ein Mensch wie wir. So ist er auch ganz die Mutter. Er braucht alles, was Kinder brauchen, um groß zu werden. Ein Zuhause, Essen, Trinken, Spielkameraden, eine Ausbildung und die Liebe der Eltern. Um all das hat sich Josef zusammen mit Maria gekümmert. Josef ist der Mann von Maria. Er ist ein Zimmermann. Josef schreinert Türen, Tische und Stühle für die Leute. Er ist in Betlehem geboren und nach Nazaret umgezogen. Josef hat treu für seine Familie gesorgt. ... So, wie Maria zu Gottes Botschaft Ja gesagt hat, so hat sich auch Josef auf den Sohn Gottes eingelassen und ihn angenommen.[21]

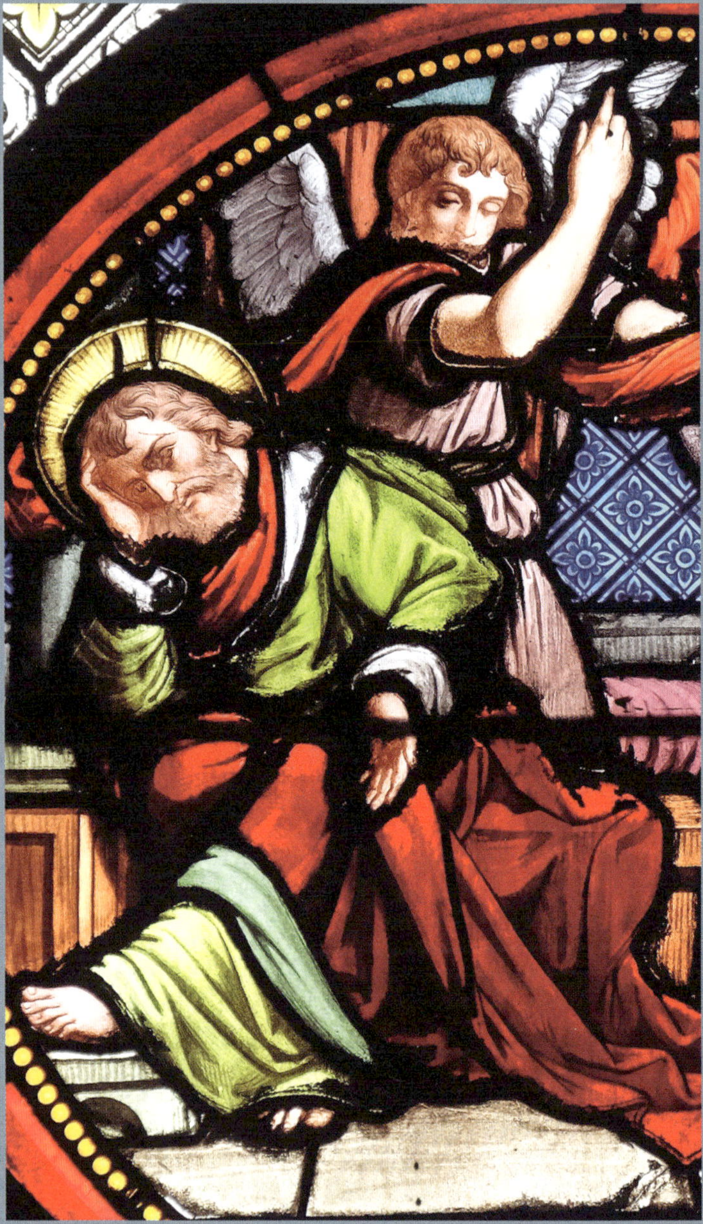

Josefs Traum
(Paris, Basilika Ste.-Clotilde)

Verantwortung übernehmen

Kinder sind zuerst und vor allem Repräsentanten Gottes. Sie sind ein Geschenk, sind Gottes Kinder. Sie werden nicht erarbeitet und hergestellt, sondern empfangen. Im Zeitalter der Macher ist das eine Provokation. Viele denken, alles sei machbar, und das Machbare sei alles. Der Mensch produziert sich selbst. Das ist ein riesiger Schwindel. Das Kostbarste und Wichtigste im Leben ins uns geschenkt, wie das Leben selbst. Es ist nicht Verdienst und Leistung, sondern Gnade. Und zugleich nehmen die Eltern in der Zeugung eines Kindes teil an Gottes Kreativität. Es gibt keine größere Kreativität als die Weitergabe des Lebens. Das scheint beim landläufigen Kreativitätsgerede fast vergessen.

Die in Gott gründende Würde der Kinder verbietet es, sie als Mittel zum Zweck zu missbrauchen. Sie sind um ihrer selbst willen wichtig. ... Kind Gottes zu sein, garantiert den Kindern Unabhängigkeit. Es schenkt ihnen Freiheit, ein Original zu sein, nicht ein Abziehbild gesellschaftlicher Trends. Sie sind ein Geschenk des Himmels. ... Sie brauchen stabile Rahmenbedingungen, Zeit und Raum, um wachsen zu können. ... Noch viel dringender benötigen sie Erwachsene, die ihnen Vertrauen schenken und Zuwendung, sich Zeit für sie nehmen können und ihnen Raum geben im eigenen Leben.[22]

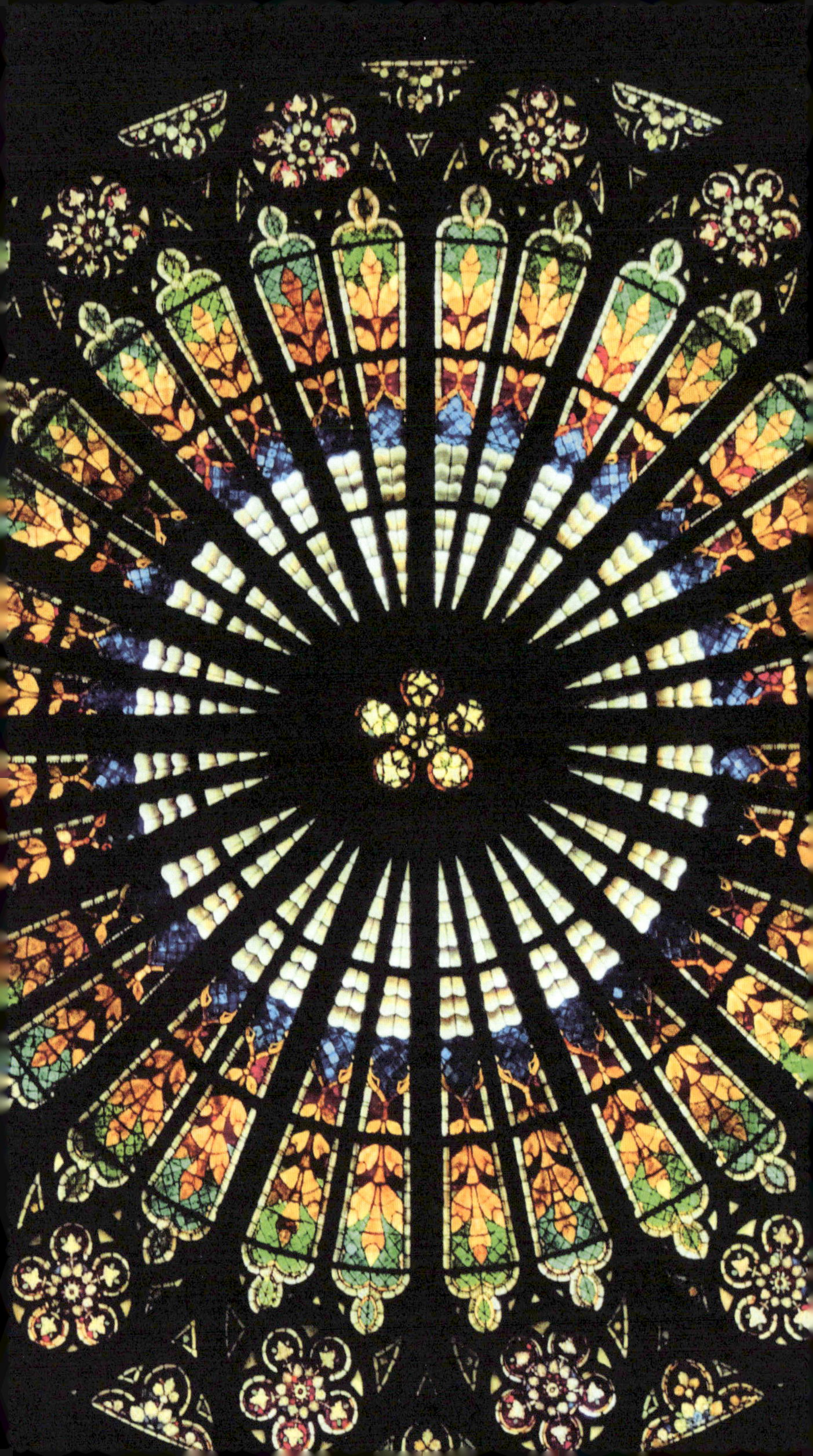

DRITTE ADVENTSWOCHE

Erwarten

Freut euch

Freut euch ...«, ruft der Apostel Paulus uns zu. Und er gibt seinem Aufruf zur Freude Nachdruck, indem er ihn wiederholt: »Noch einmal sage ich: Freut euch!« (Phil 4,4). ...

Die Freude ist nicht zu machen. Man kann sie nicht verordnen wie bei einem Fototermin: »Bitte recht freundlich ...« »Nun lach doch mal ...« Die Freude kommt nicht auf Befehl, sie stellt sich ein. Sie macht sich von selbst bemerkbar. Sie spricht für sich. Wer sich von ihr ergreifen lässt, strahlt wie die Sonne. Ein junger Mann kommt zu einem Rabbi mit der Frage: »Was kann ich tun, um die Welt zu retten?« Der Rabbi antwortet: »So viel, wie du dazu beitragen kannst, dass morgen die Sonne aufgeht.« – »Aber was nützen dann all meine Gebete und meine guten Taten, was nützt die ganze Askese?«, fragt der junge Mann. Darauf der Rabbi: »Sie helfen dir, wach zu sein, wenn die Sonne aufgeht.« Der Grund zur Freude, von der Paulus spricht, liegt außerhalb unserer selbst. Der Ruf: »Freut euch ...« wird getragen von der Zusage: »Der Herr ist nahe.« Das ist der entscheidende Grund zur Freude.

Diese Freude gilt, obwohl die Welt so ist, wie sie ist, obwohl die Kirche so ist, wie sie ist, obwohl wir so sind,

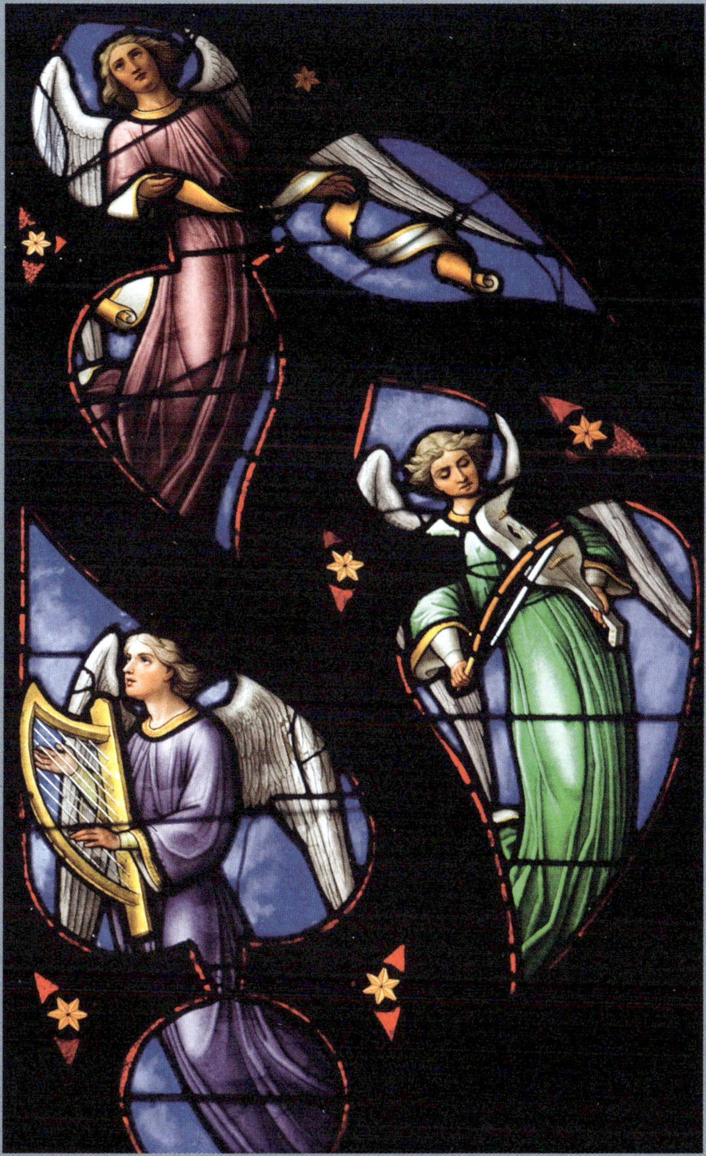

Engelchor

wie wir sind. Sie erreicht uns gerade deshalb in der Tiefe unseres Seins, weil sie nicht aus uns selbst erwächst. Unsere Aufgabe ist es, wach zu sein, wenn die Sonne aufgeht. Wer auf den kommenden Herrn hofft und sich vom Frieden Gottes gehalten weiß, der lässt sich nicht von Freudlosigkeit und Sorgen zerfressen, er begegnet anderen in Güte und bringt seinen Dank und seine Bitten vor Gott. ...

»Sorgt euch um nichts ...« Wie kann Paulus das schreiben? Er hat doch allen Grund zur Sorge. Die Verurteilung zum Tod steht ihm bevor. Und dann schreibt er, von Mauern umgeben und vom Tod bedroht: »Sorgt euch um nichts«. Wie soll man das verstehen? Wir sorgen uns doch zu Recht um die Zukunft im Zeichen des weltweiten Terrors und des Klimawandels. Und schließlich schleppt jeder von uns seinen eigenen Packen Sorgen mit sich herum, wenn die Arbeit nicht läuft, wenn Konflikte die Beziehungen belasten, wenn wir festgefahren sind. Paulus verdrängt die Sorgen und Ängste nicht, er spricht sie ausdrücklich an. Aber ihr Bann ist gebrochen. Die Wurzel des Übels ist ausgerissen: die Angst vor der Angst. Wer sich in Gottes Treue geborgen weiß, kann den Menschen trauen. Wer sich von Gott getragen weiß, hat Sorge und Angst überwunden.[23]

Drei Weisen geht ein Licht auf

Die Bibel erzählt von drei Männern, die auf sonderbaren Wegen zu Jesus gekommen sind. Sterndeuter werden sie genannt. Sie haben also einen Blick für das Weltall, sie kennen sich in der Sternenwelt aus. Ein Stern ist ihnen ins Auge gesprungen. Er verheißt etwas ganz Besonderes: die Geburt eines neuen Königs im Land der Juden. Da gibt es für sie nur noch eins: Wir müssen zu ihm hin! Sie brechen von zu Hause auf und folgen ihrem Stern, über alle Grenzen hinweg. Sie suchen und fragen die Leute: »Wisst ihr Näheres?«, und schließlich landen sie in Betlehem. Hier hat der Stern seinen Dienst getan. Ein neues Licht geht den Sterndeutern auf. ... Gott steckt in unserer Haut, er ist einer von uns, Jesus, unser Bruder. Außer sich vor Freude gehen die drei in die Knie und geben Jesus alles, was sie haben. Eine Sternstunde, nicht nur für sie.

Denn ihr Weg steht im Zeichen alter Verheißungen. Dort heißt es: Am Ende der Tage kommen die Völker von allen Himmelsrichtungen nach Jerusalem, um Gott anzubeten und ihm ihre Schätze zu bringen. Diese Zeit ist jetzt angebrochen, mit Jesus.

Erst nach vielen Jahren hat man den drei Männern Namen gegeben. Damals dachte man noch, dass die Erde aus drei Erdteilen besteht: Europa, Afrika und Asien. So verband man jeden Namen mit einem Erdteil: Kaspar für Europa, Melchior für Afrika und Balthasar für Asien. Die drei stehen also für alle Menschen. Bei Jesus versammelt sich die ganze Welt. Er ist für alle da.[24]

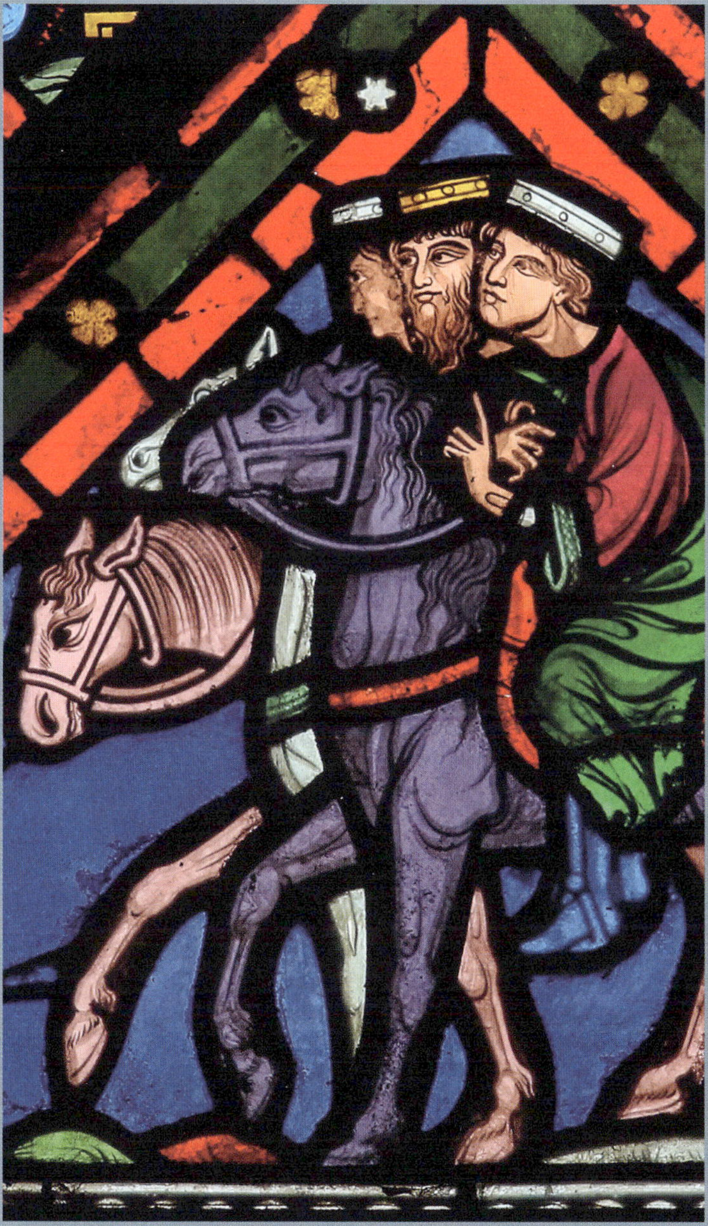

Die drei Weisen auf dem Weg nach Betlehem
(Caen, Kathedrale St.-Ètienne)

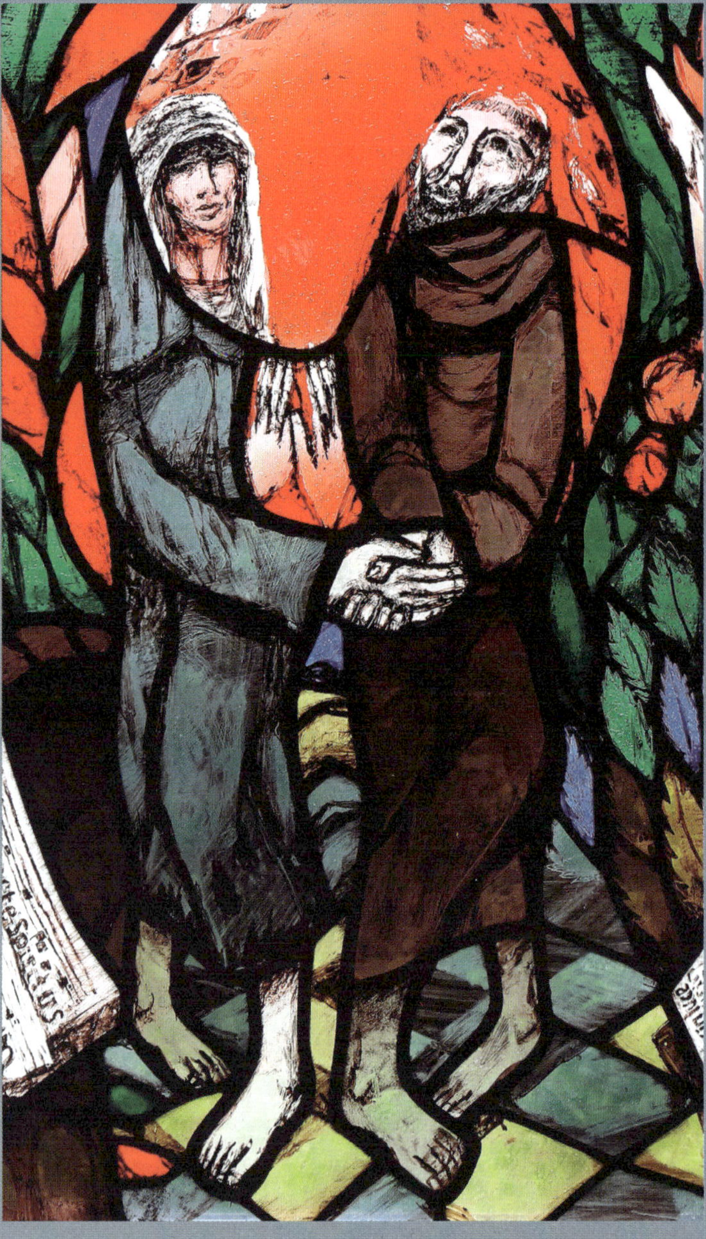

Franz von Assisi tanzt mit Frau Armut
(Sieger Köder, Heilig-Geist-Kirche in Ellwangen)

Losgehen zu den Armen

Das Kind ist nicht in der Krippe geblieben, es hat sich zu uns Menschen auf den Weg gemacht: durch alle Zeiten, in alle Länder, bis heute. Überall sind seine Spuren zu finden. Viele Menschen sind diesen Spuren gefolgt. Der heilige Franziskus ist einer von ihnen. Er hat uns auf die Spur gebracht, eine Krippe zu bauen. Und mehr noch: Er hat uns auf die Spur zu den Armen gebracht.[25]

Jesus hat nicht nur von Armut gesprochen, er hat selbst arm gelebt. Er ist ein Sohn armer Leute. Er ist dem Stall näher gewesen als dem Palast. Er wird bei seiner Geburt in eine Krippe gelegt, die anderen gehört. Er wird am Ende in ein Grab gelegt, das einem anderen gehört. Das ist sein Weg. ... Jesus musste sich nicht mit den Armen solidarisieren, er war selbst einer von ihnen. ...

Jesus ist Arm und Reich gegenüber nicht neutral gewesen. Sicher: Seine Sendung galt allen Menschen. Er hat niemanden von seiner Liebe ausgeschlossen, aber die Armen standen ihm besonders nahe. Er hat zu ihnen anders gesprochen als zu den Reichen. ... Er spricht von den ersten und letzten Plätzen. Er kündigt an, das Erste Letzte sein werden und Letzte Erste (vgl. Lk 13,39).[26]

König Herodes

Der macht- und angstbesessene König Herodes gerät in Panik und will brutal zuschlagen, als er von der Geburt Jesu hört.[27]

Die Verheißungen des Reiches Gottes sind nicht gleichgültig gegen das Grauen und den Terror irdischer Ungerechtigkeit und Unfreiheit, die das Antlitz des Menschen und der Erde zerstören. Die Vision Jesu von der neuen Welt besagt gerade nicht, dass es endlos so weitergeht wie bisher. So stellen es sich diejenigen vor, die schon in diesem Leben alles haben und trotzdem nie genug bekommen, die das, was sie haben, für immer haben wollen. ... Wer an das Kommen des Reiches Gottes glaubt, kann sich damit nicht zufriedengeben. Er hofft auf ein Glück, das nicht mit dem Unglück anderer bezahlt wird. ... Alle werden zu ihrem Recht und Frieden finden.[28]

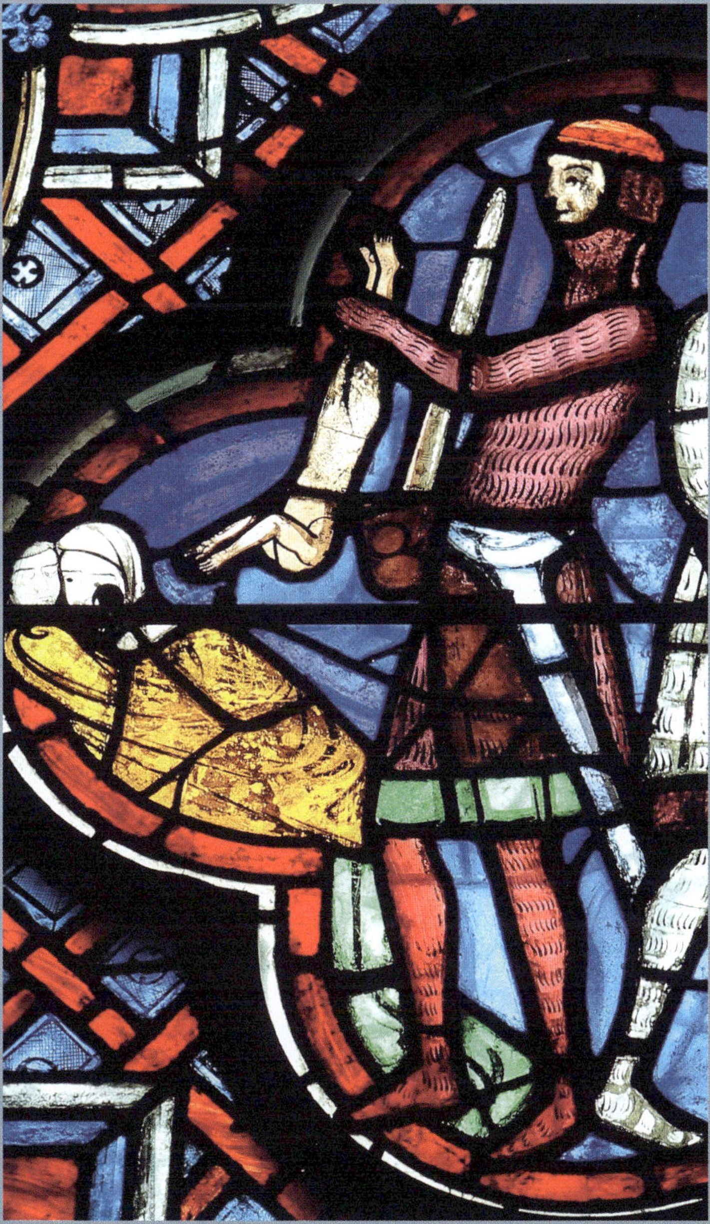

Kindermord zu Betlehem
(Amiens, Kathedrale Notre-Dame)

Machtgefälle

Wie stehst du zu ihm?«, fragen wir. In der Kommunikation spielt die Ebene, von der aus wir uns zueinander verhalten, eine wichtige Rolle: Stehen wir höher?, tiefer? Oder auf gleicher Ebene? Wir sehen uns gern höher als die anderen. Dann schauen wir auf sie herab oder über sie weg und übersehen sie. Wir tragen den Kopf hoch oder die Nase, werden also hochnäsig und lassen uns von oben herab. Da ist es schon viel wert, wenn wir mit anderen auf gleicher Stufe stehen, uns also auf Augenhöhe begegnen, von Mensch zu Mensch. Solidarität ist gar nicht selbstverständlich. So wichtig sie ist, sie ist nicht alles. ...

Wir suchen Jesus meist irgendwo ganz oben, und wir finden ihn ganz unten auf dem Boden. Er ist nicht auf dem ersten, sondern auf dem letzten Platz, und das nicht etwa nur pro forma. Er hat nicht vorübergehend eine Rolle gespielt. Der letzte Platz ist der Platz seines Lebens. Jesus lässt das Unterste und Niedrigste, für das wir uns immer wieder zu schade sind, nicht unerledigt. Er beugt sich unter unsere Last. Er trägt sie bis zum bitteren Ende, bis zum Tod am Kreuz. – Ertragen hat bei uns keinen guten Klang. Wir setzen auf Veränderung. Sicher, was sich zum Besseren wenden lässt, soll geändert werden. Aber es gibt Verhältnisse in uns und um uns, die kaum zu ändern sind. Da muss man sich tief bücken und die Last auf sich nehmen. Das kann im besten Sinne des Wortes subversiv sein, das kann eine Umkehr von unten bedeuten.[29]

Weihnachtsengel

Als Jesus geboren ist, da kommt ein Engel zu den Hirten in Betlehem. Er verkündet den Hirten die schönste Nachricht: »Heute ist der Sohn Gottes geboren. Er wird der Retter für euch und für die ganze Welt!« Und dann sind noch viele Engel dazugekommen und haben draußen auf dem freien Feld vor Freude gesungen.[30]

Die Engel der Weihnachtsgeschichte bewahren uns vor der Diesseitsfalle. Sie leiten uns an, den Pfeil der Hoffnung und Sehnsucht weiter fliegen zu lassen, als unser Auge reicht und unser oft begrenzter Horizont. ... Wo Gott sich durch seinen Engel so direkt zu Wort meldet, da verschlägt's einem die Sprache. Menschen erschrecken und geraten außer sich.

Das erste Wort, das der Gottesbote den Hirten zu sagen hat: »Fürchtet euch nicht!« Nicht durch eigene Kraftanstrengung und Selbstbeschwichtigung kommen die Hirten wieder zu sich. Nein, vom Engel des Herrn muss es ihnen gesagt werden: »Fürchtet euch nicht!« Es ist so, als ob Gott seinem Sohn einen angstfreien Raum schaffen will, in den hinein er geboren wird. Wo Gott handelt, da haben unerlöste Angst und Furcht kein Bleiberecht. »Fürchtet euch nicht!«[31]

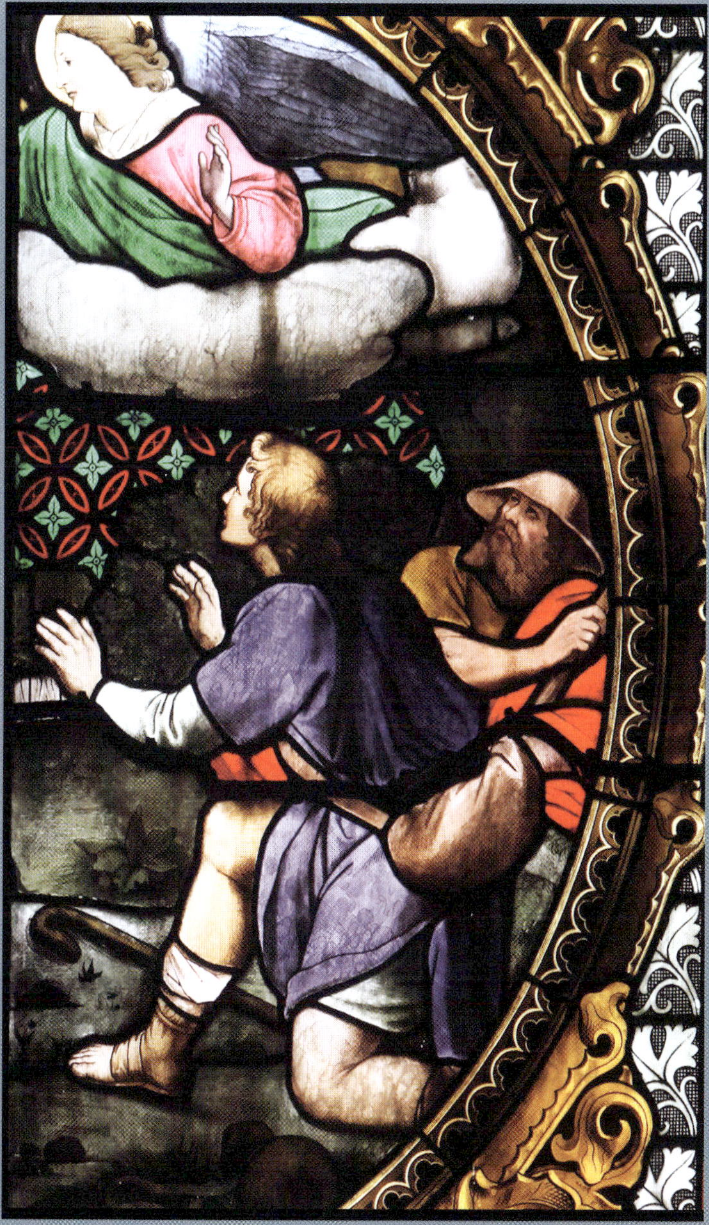

Engel verkünden den Hirten die Geburt des Erlösers
(Zagreb, Kathedrale Mariä Himmelfahrt)

Gott im Gewöhnlichen

Ein Gefühl wie Weihnachten! Das kennen Sie doch. Vielleicht haben Sie es. Was ist das eigentlich? Wie eine andere Welt: Der Himmel öffnet sich. Da kann man die Engel singen hören. Erfahrungen an der Grenze – nicht nur auf den Feldern von Betlehem.

Wenig später ist das Ganze verflogen. Kein Engel ist mehr zu sehen, die Hirten sind wieder allein. Alles Alltag. – Ein atemberaubender Szenenwechsel. Wie bringen wir das zusammen: Himmelschöre und unsere dunkle Erde, das strahlende Fest und unseren grauen Alltag? ...

Wir ahnen, dass es einen »Mehrwert« des Lebens gibt, eine bessere Welt. Wie ist die nur mit unserer alltäglichen Lebenswelt zusammenzuhalten? ...

Die Engel sind weg. Was nun? ... Die Hirten haben die Engelsbotschaft im Ohr. Sie sind nicht enttäuscht oder verdrossen, sie sind gewiss, dass der Himmel auf Erden zu finden ist. ...

Gott begegnet uns im Alltag der Welt, nicht erst am Ende der Zeiten und in unendlicher Distanz; er ist schon jetzt mitten unter uns. Im Gewöhnlichen ist er zu finden, der ganz und gar Ungewöhnliche. Gott führt uns nicht aus der Geschichte heraus, sondern tiefer in sie hinein.

Aber auch der schönste und spannendste Weg beginnt mit dem ersten Schritt. Den müssen wir selbst tun, hinein in unsere alltägliche Welt. Dort ist unser Platz, dorthin sind wir gerufen; aber nicht so, als sei nichts geschehen. Aus den Hirten sind keine Könige geworden, und doch hat sich bei ihnen etwas getan, wie bei Menschen, die dem Leben auf die Spur gekommen sind – im neugeborenen Kind. In ihm schenkt Gott uns allen einen neuen Anfang. Wir sind nicht am Ende, weder mit der Welt noch mit der Kirche noch mit uns selbst, mit niemandem. Wir können anfangen.[32]

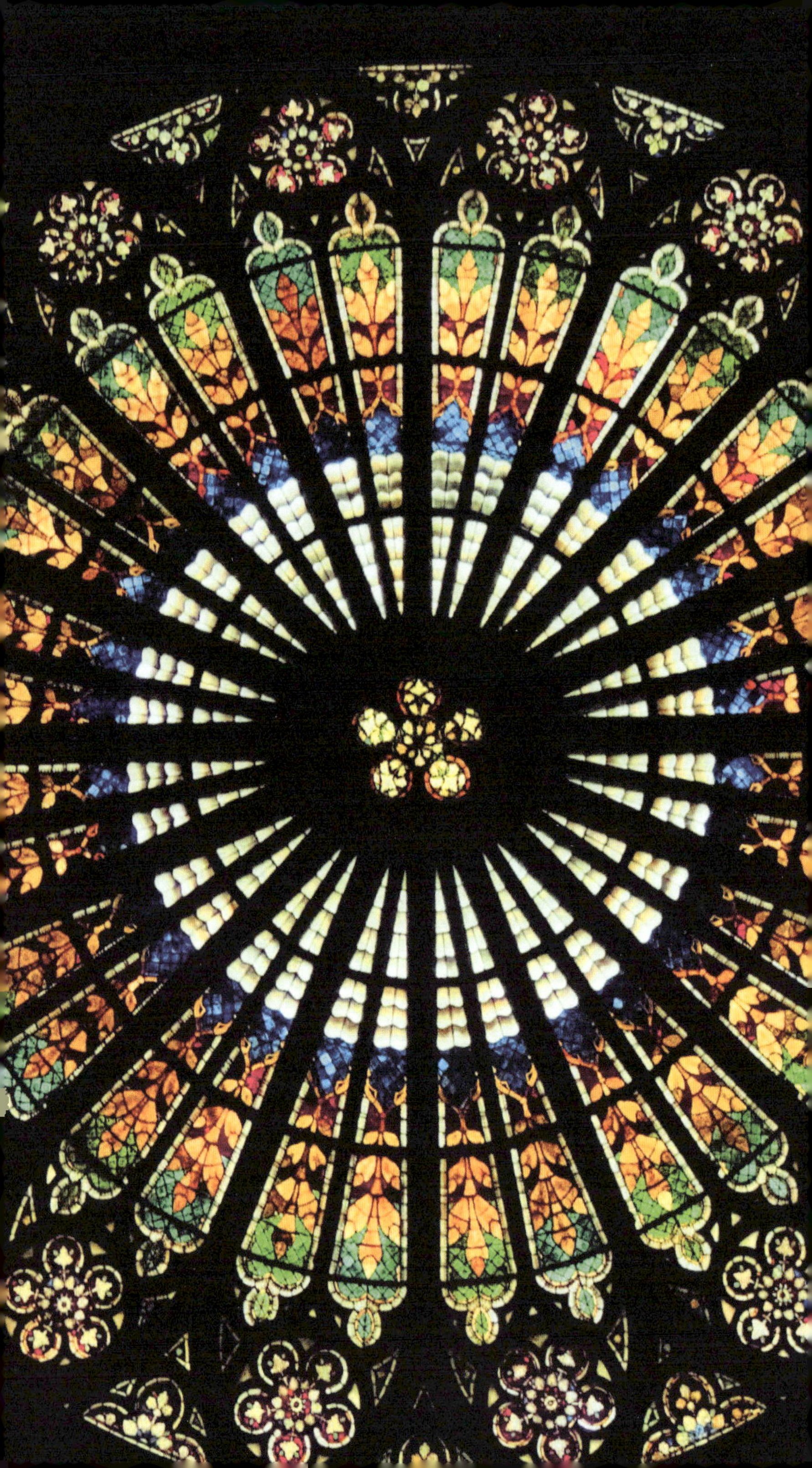

VIERTE ADVENTSWOCHE

Suchen

Wenn Gott zur Welt kommt

Wie ist das, wenn Gott zur Welt kommt? Zum Auftakt ein Starauftritt, ganz im Rampenlicht? Weit gefehlt! Maria und Josef sind unterwegs. Kaiser Augustus in Rom hat nämlich eine Volkszählung angeordnet. Jeder muss sich in seiner Geburtsstadt in eine lange Liste eintragen. Also brechen die beiden von Nazaret auf und machen sich auf den Weg durchs Gebirge nach Betlehem, wo Josef geboren wurde. Sie haben keine besonderen Rechte oder Beziehungen. Sie tun, was alle tun, sie machen mit als kleine Leute im großen römischen Weltreich.

Dass ausgerechnet jetzt ein Kind zur Welt kommt, ist in Betlehem überhaupt nicht vorgesehen. Das passt den Leuten nicht ins Konzept. Also: kein Platz in den Gasthäusern und Herbergen – alles dicht! Für Maria und Josef bleibt als Unterkunft schließlich nur ein schäbiger Stall. Es fehlt an allem. Es ist so, wie wenn man auf der Straße wohnt, weit weg von zu Hause. Es gibt keine Betten, nur die Futterkrippe. Und das soll etwas mit Gott zu tun haben? Unmöglich, das ist ganz und gar unter seiner Würde. Gott im Stall? Wenn Gott zur Welt kommt, dann kommt nicht

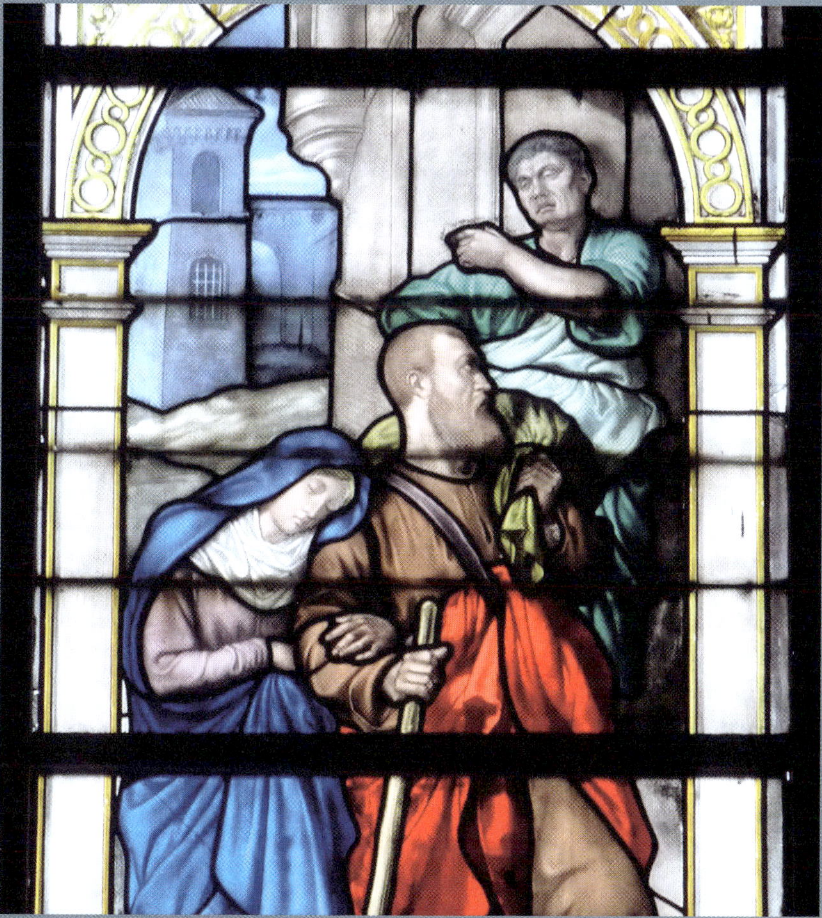

Herbergssuche
(Paris, Kirche Sainte-Trinité)

ein Star zu seinen Fans. Es ist, wie wenn ein Vater oder eine Mutter ihrem Kind begegnen. ... Sie gehen in die Knie, ganz tief auf den Boden. So macht das Gott mit uns. Er bleibt nicht im Himmel und blickt von oben auf uns herab. Er ist heruntergekommen, ganz tief in den letzten Winkel, um auch den Letzten noch anzuschauen, in Augenhöhe. Das ist Jesus. Das ist sein ganzes Leben. Er möchte wirklich für jeden da sein.[33]

Maria, die Gottesmutter

Maria ist dadurch groß, dass sie für Gottes Geist empfänglich war. Sie hat den Mut, ihr Leben an die Verheißung Gottes zu binden. Sie lässt sich mitreißen von einer Bewegung, die weit über die eigenen Grenzen und Horizonte hinausgeht. Sie traut sich, das Alltägliche und Kalkulierbare zu überschreiten. Beides kennzeichnet sie: die Kühnheit, der Verheißung zu trauen, und die Armut, Windeln notfalls auch in einem Stall zu waschen. »Maria war der Tempel Gottes, nicht der Gott des Tempels, und also ist nur jener anzubeten, der im Tempel wirkte« (Ambrosius). Wer die Botschaft des Engels weitersagen will, der muss »Jesus« sagen. Maria verdankt ihren Sohn weder ihrem Mann noch ihrer Jungfräulichkeit, sondern Gott. Er allein ist der Schöpfer, der das neue Leben ins Dasein ruft.[34]

Folgende Abbildung:
Hochzeit Marias und Josefs
(Quimper, Bretagne, Kathedrale St.-Corentin)

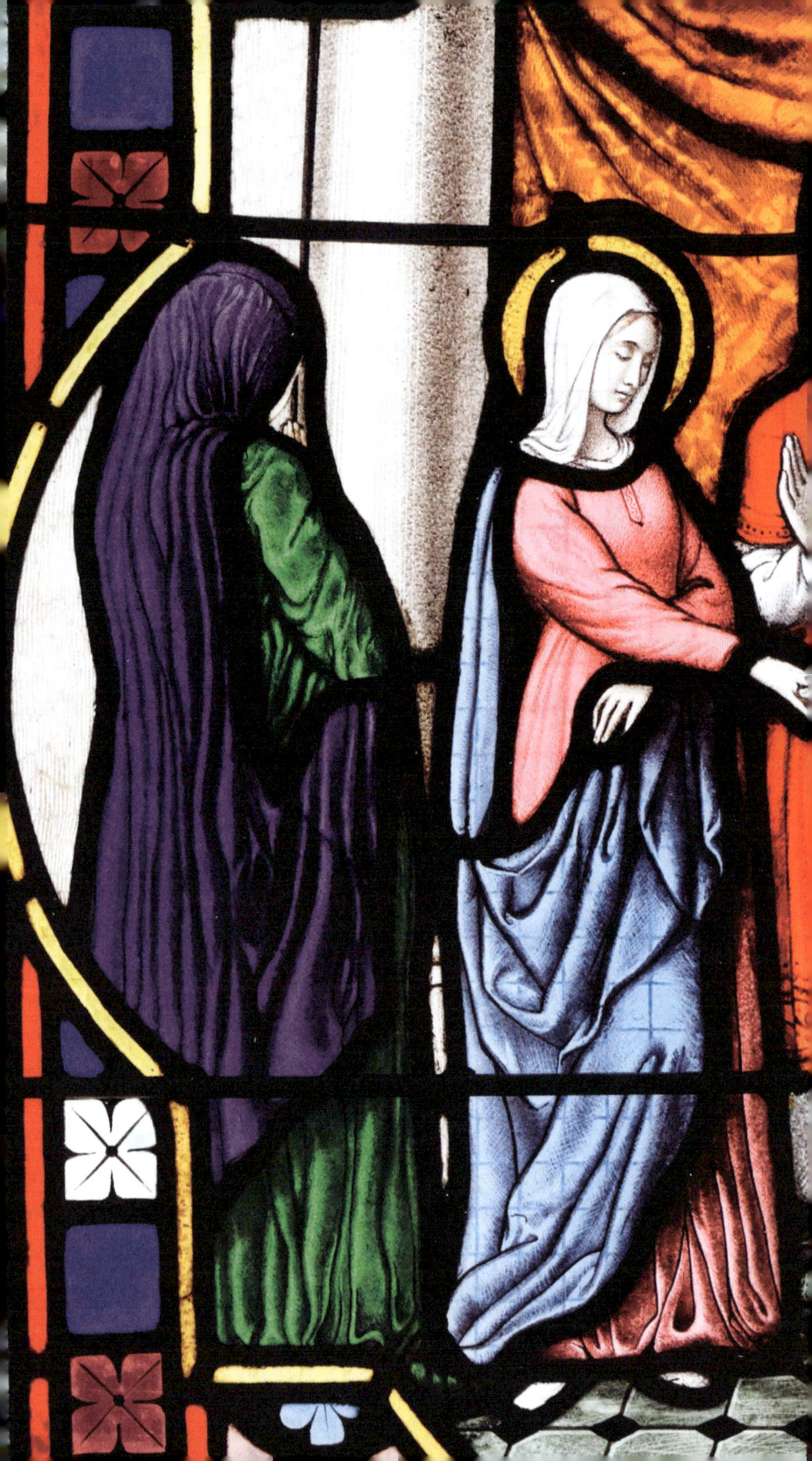

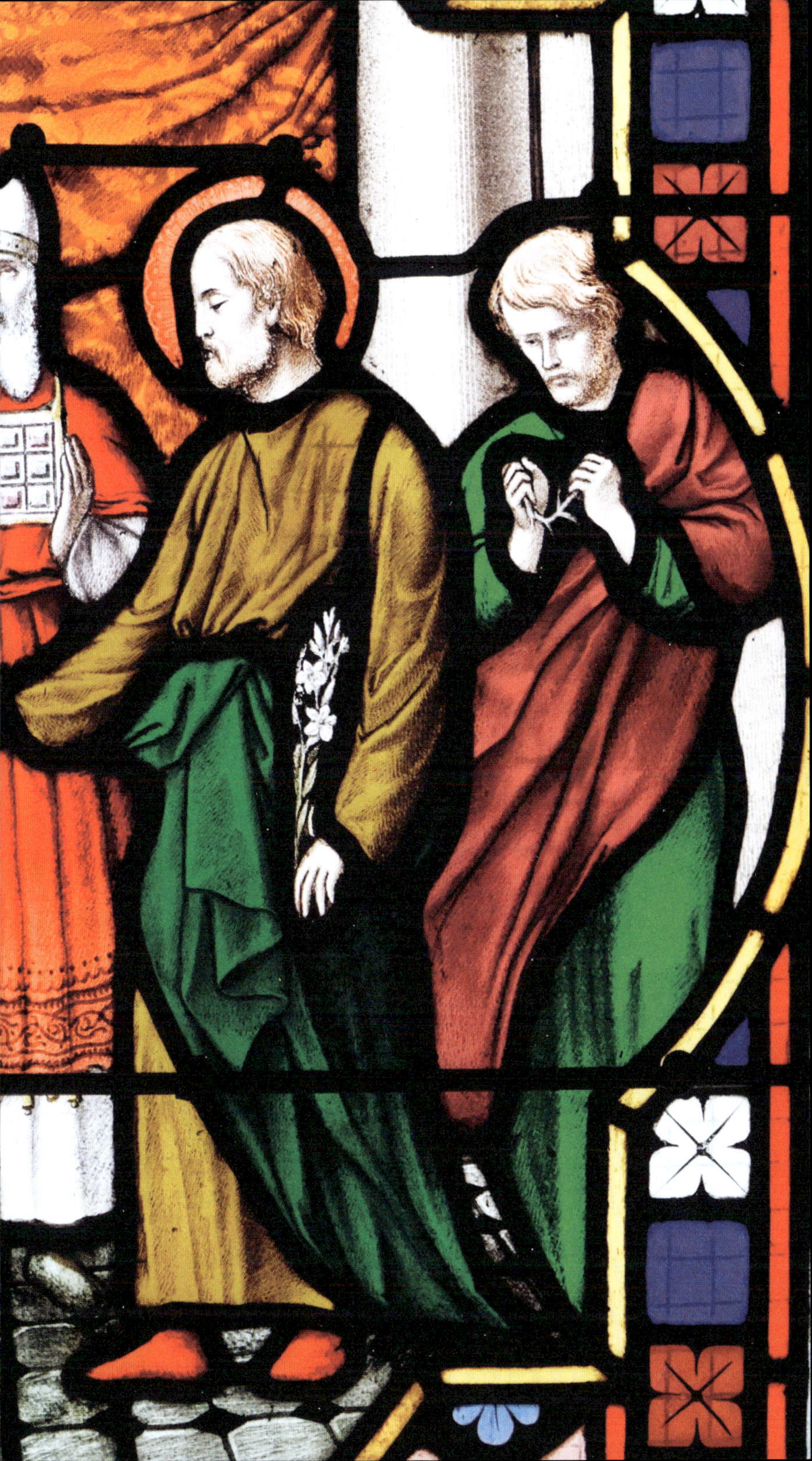

Marias Botschaft

Maria ist die Himmelskönigin und die Erdenmutter. In ihr verkörpert sich, was wir für alle Welt und für uns selbst erhoffen: die Versöhnung von Himmel und Erde. Unser hier und jetzt gelebtes Erdenleben mit seinen Höhen und Tiefen ist von Gott angenommen. Er zeigt uns an Maria, was er mit uns und der Welt vorhat; er zeigt uns im Kontrast zur Welt, wie sie ist, die Welt, wie sie kommt. Unser leibhaftiges Leben ist kein irrsinniger Kreislauf im Hamsterrad von Erfolg und Misserfolg, von Überleben und Untergang. Es ist von Gott aufgenommen, es kommt in ihm zur Vollendung. ... Maria winkt uns vom Ziel her herüber: Kommt! Nicht ohne die Welt und ohne die anderen neben euch! Lasst sie nicht zum Teufel gehen. Gott wartet auf sie. Er wartet auf euch![35]

Die Hirten

Hirten sind einfache, handfeste Leute. Sie haben nicht viel Geld und müssen hart arbeiten. Nicht einmal ein Dach über'm Kopf haben sie, geschweige denn ein Bett. Für sie gleicht ein Tag dem anderen, eine Nacht der anderen. Immer sind die Schafe zu hüten. Hirten erwarten nicht viel vom Leben, keine großen Überraschungen.

Da widerfährt ihnen etwas, womit sie nie im Leben gerechnet haben. Draußen auf dem Feld, dort, wo sie arbeiten und leben, hören sie die Engel singen: »Heute ist euch der Retter geboren. Ihr werdet ein Kind finden, das, in Windeln gewickelt, in einer Krippe liegt.« Da geht ihnen eine neue Welt auf. Da ist für sie der Himmel auf Erden. Da gibt es nur noch eins: »Kommt, wir gehen nach Betlehem, um das Ereignis zu sehen, das Gott uns verkünden ließ.« Andere Menschen wären vielleicht zu Hause geblieben oder hätten lange überlegt, ob sie sich auf den Weg machen sollen. Vielleicht hätten sie jemanden vorgeschickt, der schaut, ob sich der Weg lohnt. Anders die Hirten: Sie wollen sehen, was ist.

Was sehen sie? »Maria und Josef und das Kind, das in der Krippe lag«. Was hat das mit dem Himmel, was hat das mit Gott zu tun? Kann Gott sich so sehen lassen? Hier zeigt

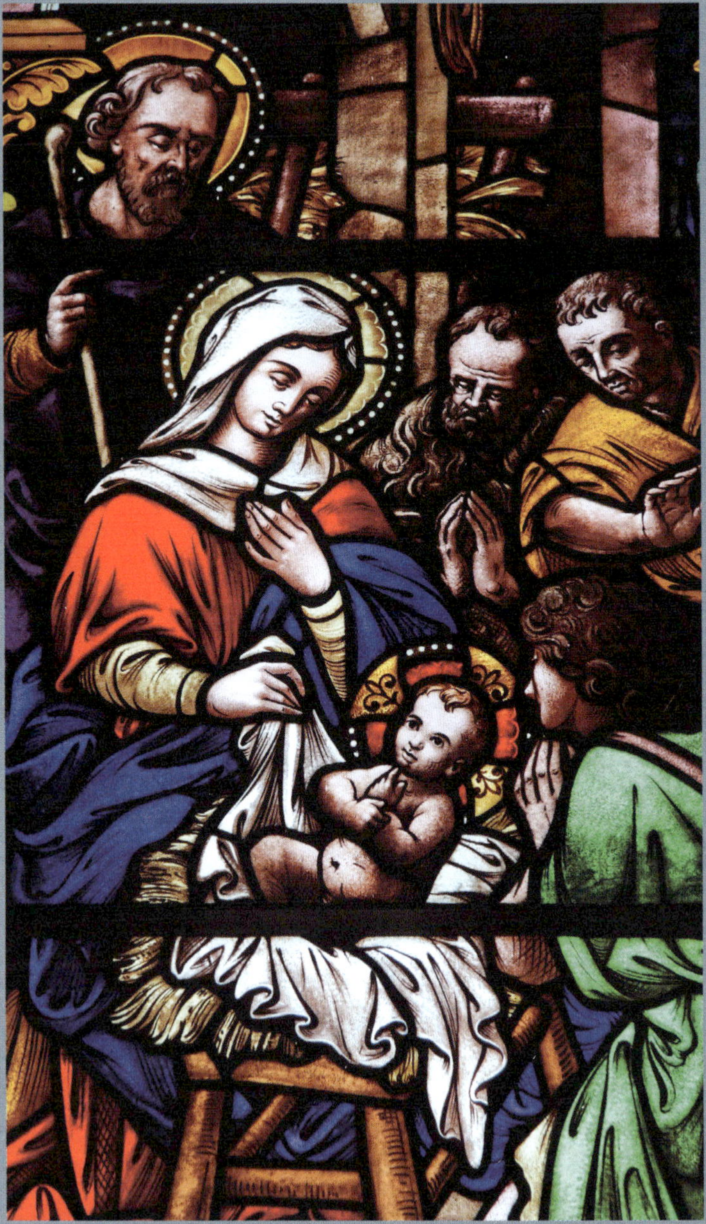

Hirten an der Krippe
(Bariloche, Argentinien)

er sein wahres Gesicht, von Mensch zu Mensch, er begegnet uns ganz alltäglich, in Augenhöhe. Wenn man ein hilfloses Kind sieht, denkt man nicht unbedingt an Gott. Und doch, näher war Gott nie: all denen, die selbst hilflos sind; all denen, die leicht übersehen werden und an denen man am liebsten möglichst schnell vorbeigeht. Von den Hirten heißt es: »Sie eilten hin« zur Krippe. Das mag manchem zu schnell gehen. Es ist gar nicht so leicht, mit ihnen Schritt zu halten. Wichtig ist, dass wir uns aufmachen und Jesus aufsuchen.[36]

Ich möchte mit den Hirten gehen. Ich möchte von ihnen lernen, dass kleine Schritte mehr bringen als große Worte. Ich möchte mich von ihnen bewegen lassen. ... Wir können von den Hirten lernen, dass es darauf ankommt, die Sache selbst in die Hand zu nehmen. Die Hirten wissen sich selbst gerufen und gefordert. Was sie hören, erzählen sie weiter. Sie werden zu Boten der Botschaft, die sie empfangen haben. Sie, die ganz einfachen Leute, die Nicht-Studierten, die Laien, sie sind die ersten Boten des Weihnachtsevangeliums in ihrer Alltagswelt. Gott braucht Zeugen, die mit ihren Glaubenserfahrungen nicht hinterm Berg halten.[37]

Zur Tat schreiten

Gott lässt sich auf unsere Situation ein, auf unsere Ebene. Er hat sich weit hinausgewagt in die Fremde. Er hat sich nicht nur weit aus seinem himmlischen Fenster herausgehängt, er ist bis zum Äußersten gegangen, bis in den letzten Stall, um auch die Letzten zu erreichen, die hergelaufenen Hirten – und schließlich auch uns. Ist das Schwäche? Das ist stark! ...

Wenn wir uns nur nach allen Regeln der (theologischen) Kunst absichern vor der Welt, kommen wir schließlich gar nicht mehr in den Stall, wo die Geburt stattfindet – aus Angst, dass wir uns die Hände dreckig machen und die saubere Weste. ... Im Pluralismus dient es niemandem, wenn alle zum Verwechseln ähnlich sind. Da muss man vielmehr Farbe bekennen – und dies nicht nur im Wort, sondern im Lebenszeugnis, mitten in der Welt, sozusagen im Stall. Diesen Stallgeruch können und dürfen wir gar nicht ablegen. ...

Denke niemand, das sei der einfachere und bequemere Weg. Wer das sagt, hat keine Ahnung von dem, worum es hier geht. Wissen die, die sich einschlägig immer wieder zu Wort melden, denn überhaupt, was das heißt, sich herauszuwagen in die Fremde, sich fremden Einsichten und

Argumenten auszusetzen und mit Sachkenntnis und mit Argumenten für die Wahrheit einzustehen? Das geht an die Nieren. Wer sich darum bemüht, ist angefochten durch das, was er sieht und hört, wenn er sich auf die Abgründe des Lebens einlässt. Wie soll er das mit Gott zusammenbringen? – Er ist herausgefordert, neue Einsichten und Erfahrungen in die Sprache des Glaubens zu bringen und in Taten der Liebe. Das ist nicht diplomatisch zu händeln, das geht durch uns hindurch, durch und durch. Gott geht in die Knie, er lässt sich ein auf unsere Welt. Die Hirten und die Weisen haben sich davon bewegen lassen und sind in den Stall gekommen. Wovon und wohin lassen wir uns bewegen?[38]

Hanna und Simeon

Als der große Rembrandt 1669 in äußerer Armut starb, stand das Bild des Simeon mit dem Christuskind auf seiner Staffelei. Daran hat der alte Mann bis zum letzten Atemzug gemalt und sich selbst in den Simeon reingegeben. Der schmiegt das Kind nicht an sich; seine Arme und Hände sind nach vorn gestreckt, offen, so, als wolle er es weiterreichen. Was den alten, jungen Mann bewegt, ist nicht sein privates Glück. Er singt: »Meine Augen haben das Heil gesehen, das du vor allen Völkern bereitet hast …« Der Messias steht nicht nur für die einzelne Person, sondern für die Völker, für die Welt. Nur, wenn wir uns an diesen universalen Visionen und Leitbildern der Bibel orientieren und aus ihnen leben, bleiben wir unserem Auftrag treu. Sie machen deutlich, was Gott mit uns vorhat: eine Kirche für die Eine Welt. Wir haben nicht eine Kirche in der sogenannten Dritten Welt (als hätten wir dort Kolonien oder Ableger), wir sind Weltkirche. Unser Standort ist die Eine Welt. …

Schauen wir nicht nur in die weite Welt. Simeon verkündet in seinem Lied den Messias als »Licht, das die Heiden erleuchtet …« Heiden – da stocken wir. Kann man Ungläubige heute noch so nennen? Einer von ihnen, der bekannte Philosoph Peter Sloterdijk, sagt provozierend: »Wir leben im ersten heidnischen Jahrhundert nach Christus.« In der Tat: Die Kraft des christlichen Glaubens scheint hierzulande wie erschöpft, fast aufgebraucht. Die messianische Sehnsucht, die Juden und Christen verbindet, scheint längst einer spaßigen Gleichgültigkeit gewichen. Im Trend der Zeit ist kaum noch etwas zu spüren von dem heißen Atem des alten Simeon und der Hanna, allenfalls ein wohltemperiertes, esoterisch angehauchtes Suchen nach Spiritualität und Erleuchtung. Hält es den Erwartungen des Evangeliums stand? Sind wir Christen am Ende nur Mitspieler im postmodernen Theater, mit mehr oder weniger religiösen Rollen? Der Messias ist ein Zeichen des Widerspruchs, prophezeit Simeon. Die Ermutigung zum Widerstand gegen falsche Lebensformen und Verhältnisse ist uns mit dem Messias in die Wiege gelegt. Das Licht, das die Heiden erleuchtet, kann scharf sein wie ein Schwert. ...[39]

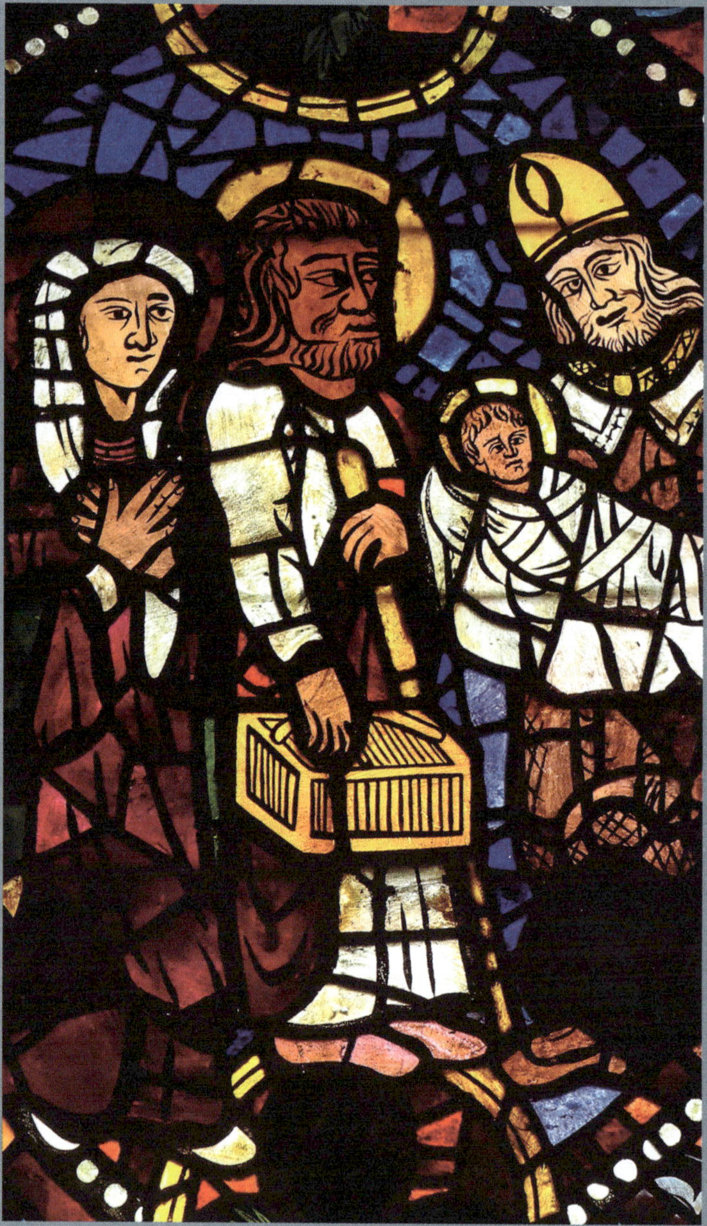

Der greise Simeon mit Jesus
(León, Spanien, Kathedrale Sta. Maria de Regla)

Jünger als alle

Was hat ein alter Mann noch zu erwarten? »Auch der Herbst hat schöne Tage«, schreibt ein Freund in diesen Tagen, und viele wünschen einen ruhigen Lebensabend. So ist das Leben: Wir gehen mit Elan an den Start und landen schließlich in Filzpantoffeln im Fernsehsessel. War's das?

In den letzten Monaten und Jahren habe ich mich wiederholt gefragt: »Was erwartest du eigentlich noch?« Ich merke, wie klein meine Welt ist, wie oft sie an den eigenen vier Wänden endet und ich zufrieden bin, wenn es dort einigermaßen läuft. Ist das alles? Das kann doch nicht alles sein! Ich sehe die Bibel vor mir, ein Buch voller Hoffnungsgeschichten, weit über meinen Horizont hinaus. Sie sagt uns, dass das Augenlicht der Blinden noch aussteht. Sie brennt auf den Tag hin, da die Lahmen tanzen und die Tauben und Stummen singen. Sie weckt und nährt die Sehnsucht nach Gerechtigkeit und Frieden für alle Menschen. Sie lehrt uns, dass das, was ist, noch nicht alles ist. Sie lässt uns noch ganz andere Lieder singen als die unserer Heimatchöre.

Damit sind wir nun mitten im Lied des Simeon und der Hanna. Sie sind alt, die beiden, aber sie sehen nicht alt aus. Sie sind jung in ihrer Sehnsucht, ihrer Leidenschaft für den Messias. Was sie bewegt, haben sie nicht hinter sich, sondern vor sich. Wer derart auf Gottes Kommen setzt, lässt sich mit dem Bestehenden nicht abspeisen. Er weiß: Da ist mehr drin im Leben, viel mehr. Das Kind auf den Armen des Greises – so jung macht der Glaube, so erwartungsvoll und hoffnungsstark: »Gott ist jünger als alle« (Augustinus), und wer von ihm angesteckt ist, ist's auch. Was für eine Botschaft in einer alt und älter werdenden Gesellschaft, in einer Kirche, die in unseren Breiten oft ganz alt aussieht ...[40]

Folgende Abbildung:
Heilsgeschichte
(Chartres, Kathedrale)

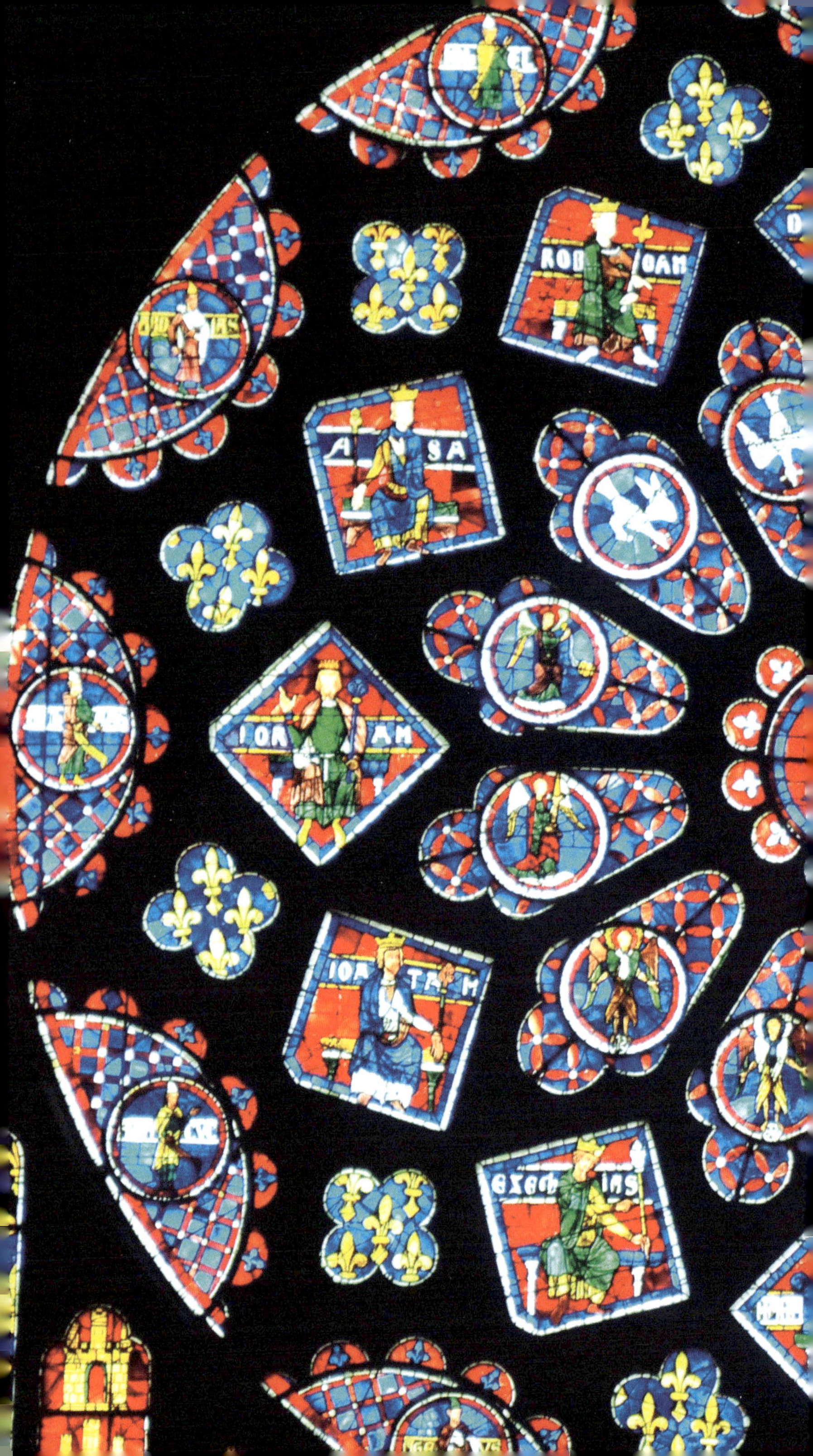
ROB OAM
A SA
IOR AM
IOA TAM
EZECh IAS

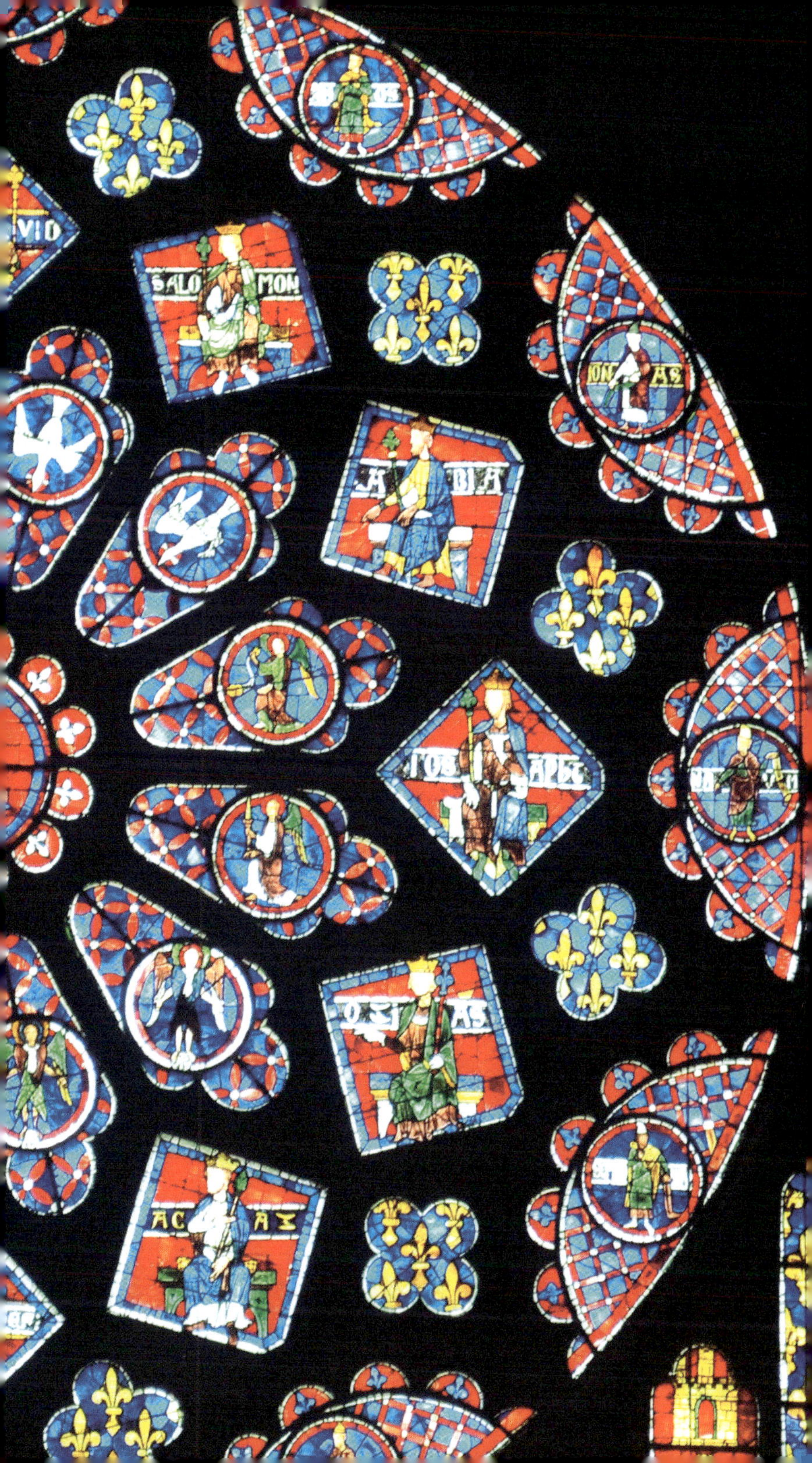
SALO MON
ION AS
OZI AS
AC AZ

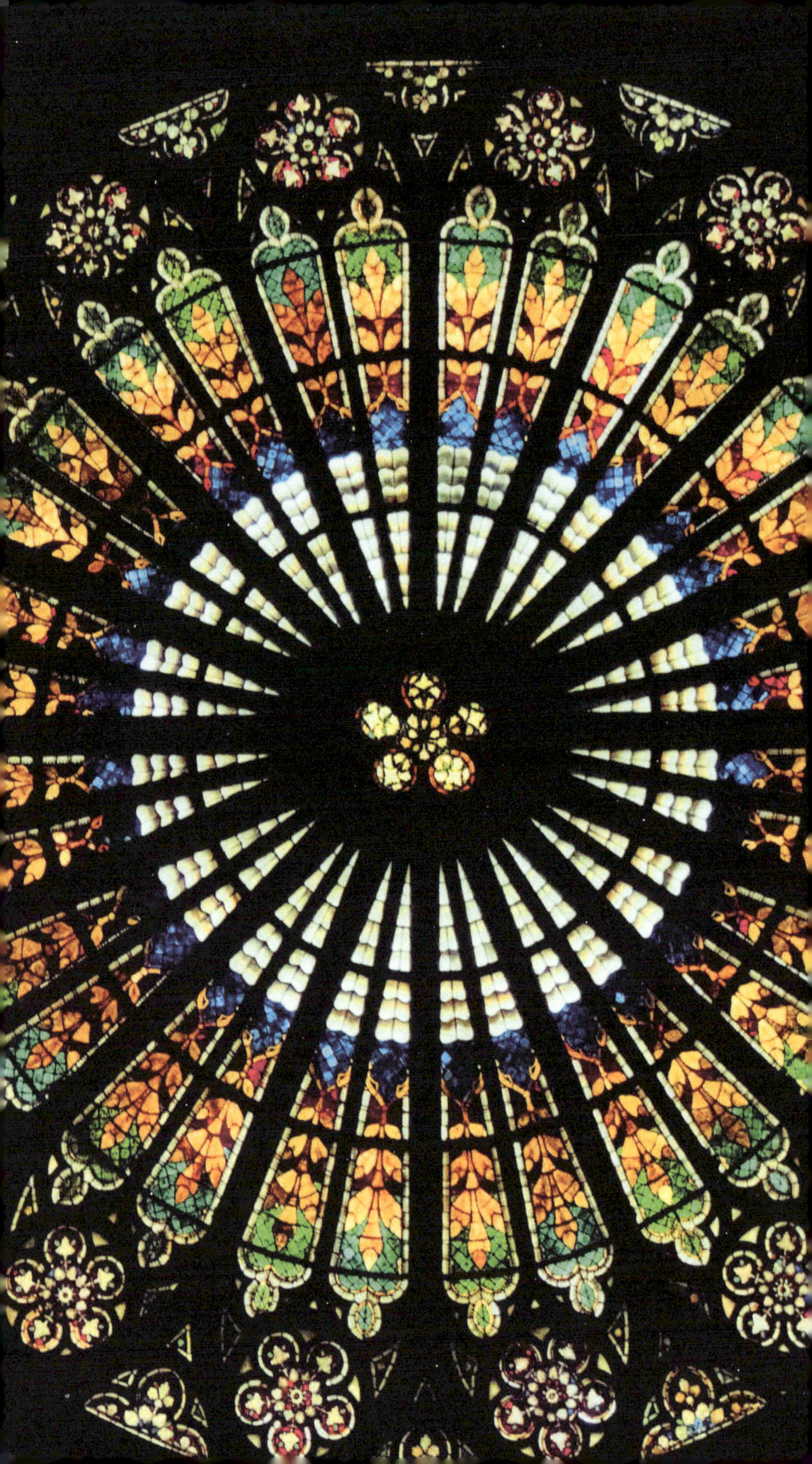

WEIHNACHTEN

Menschwerdung

Die Wende

Diese Nacht ist uns Christen heilig. Warum? Weil Jesus in ihr geboren ist. Sie ist keine Nacht wie jede andere, sie ist durch die Geburt Jesu geweiht: *Weih*nacht.

Die Nacht zum 25. Dezember hat noch eine andere Besonderheit: Sie ist eine der längsten und dunkelsten Nächte des ganzen Jahres. Wintersonnenwende! Von jetzt an werden die Tage länger und die Nächte kürzer. Gott kommt, sagen wir Christen, in der schwärzesten Nacht zur Welt. Er schaut nicht nur kurz bei Tageslicht herein. Er ist bei uns, wenn es ganz finster aussieht und wir nicht mehr durchblicken. Wer ihn aufnimmt, für den werden die Nächte kürzer. ...

[Auf alten Krippenbildern ist Folgendes zu sehen:] Der Stall in der Nacht wird nicht von außen durch Scheinwerfer angestrahlt, sondern von innen her erleuchtet, vom Kind in der Krippe. Mit ihm ist uns ein Licht aufgegangen. Mit Jesus ist uns das Licht aufgegangen. Wem dieses Licht einleuchtet, dem wird man es anmerken. Es scheint durch sein Gesicht, durch das, was er sagt und tut, durch sein Leben. Das leuchtet dann auch anderen ein. Wie ein Lichtblick![41]

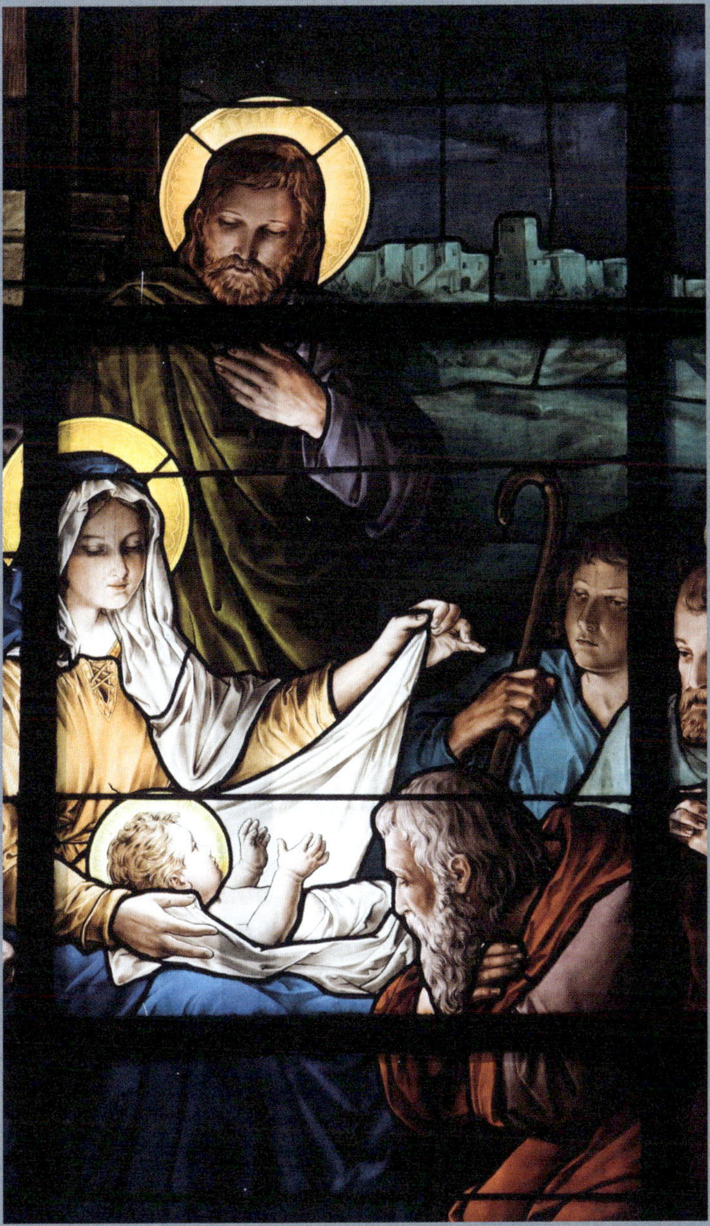

Christi Geburt
(F. Zettler, Deutsche Kirche St. Gertrud in Stockholm)

Am 24. Dezember 1940 wird in einem Kriegsgefangenenlager bei Trier ein Weihnachtsspiel aufgeführt. Sein Autor ist ein Gefangener, der Philosoph und bekennende Atheist Jean-Paul Sartre. Er schreibt eine Geschichte, die – wie er sagt – die »weiteste Einheit« zwischen Christen und Ungläubigen zum Ausdruck bringen soll. Das Stück trägt den Titel »Bariona« und schildert die Not der jüdischen Bevölkerung unter dem Joch der Römerherrschaft. So ausweglos erscheint die Situation, dass Bariona von seinen Landsleuten verlangt, dass keine Kinder mehr geboren werden, ihre Zukunft sei ja doch der sichere Tod. Da kommt das Gerücht auf, in Betlehem sei ein ganz ungewöhnliches Kind geboren. Manche halten es für den ersehnten Messias. Bariona (Sartre) schüttelt den Kopf, er kann es nicht glauben. Aber tief in seinem Innern lebt ein Traum. Er sagt: »Wenn Gott für mich Mensch würde, für mich, liebte ich ihn, ihn ganz allein. Es wären Bande des Blutes zwischen ihm und mir, und für das Danken reichten alle Wege meines Lebens nicht.«[42]

In unserer Haut

Jesus ist wirklich geboren, in unserer Welt, nicht scheinbar, sondern tatsächlich. Er ist keine göttliche Idee, menschlich verkleidet. Er ist in Fleisch und Blut eingegangen, er hat Hand und Fuß. Das meint »Inkarnation«: Fleischwerdung. Jesus ist in unsere Welt gekommen, dorthin, wo wir sind, dorthin, wo Schafställe und Futterkrippen stehen, dorthin, wo Menschen hungern und frieren, einsam sind und ausgestoßen, dorthin, wo Sünderinnen und Sünder leben, Aussätzige und verlorene Söhne, dorthin, wo man Gerechte verhöhnt und kreuzigt. In diese unsere Welt ist er geboren. Er hat den Erweis seiner Göttlichkeit nicht dadurch erbracht, dass er von oben herab alles regelt, sondern so, dass er auch dem Ärmsten noch Bruder wird und seine Last teilt. Unsere Welt ist seine Welt. Aber er geht nicht auf in unserer Welt.[43]

Gott gibt uns Teil an seiner göttlichen Natur, indem er Mensch wird. Mit anderen Worten: Er steckt in unserem Fleisch und Blut. Ob Frau oder Mann, schwarz oder weiß, Christ oder Nichtchrist, jede und jeder ist unwiderruflich von Gott gewollt und angenommen. Kann man Größeres von Menschen sagen? Christen lassen sich von niemandem darin übertreffen, groß vom Menschen zu denken. »Christ, erkenne deine Würde!«, ruft Papst Leo der Große (5. Jahrhundert) der Gemeinde zu.[44]

Lange bevor die Menschenwürde als unantastbar in Grundgesetz und Menschenrechte eingegangen ist, ist sie im christlichen Glauben grundgelegt und hat unsere abendländische Kultur geprägt. »Gott, du hast den Menschen in seiner Würde wunderbar erschaffen ...« Erschaffung der Welt und des Menschen – das Urdatum unserer Existenz. Wir sind Gottes Ebenbild.[45]

Damit ist für uns der Weg vorgezeichnet. Die Kirche bleibt nur dann die Kirche Jesu Christi, wenn sie sich wie er hinauswagt in die Fremde. ... Wenn wir uns immer nur absichern wollen vor der Welt, kommen wir schließlich gar nicht mehr in den Stall, wo die Geburt stattfindet – aus Angst, dass wir uns die Hände dreckig machen. Wer nicht in den Stall geht, verpasst die Menschwerdung Gottes.[46]

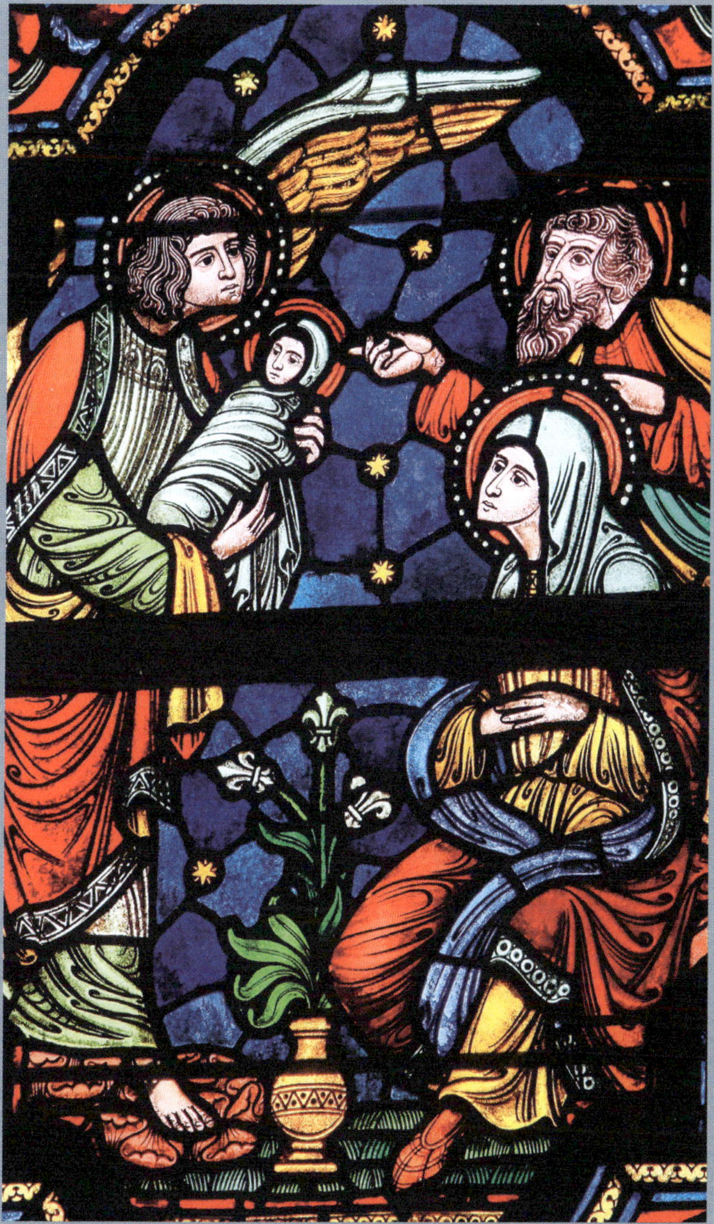

Maria und Josef empfangen Jesus
(Dinant, Belgien, Stiftskirche Notre-Dame)

Licht für die im Dunkeln

Weihnachten feiern heißt sich der Nacht stellen. Wir bekommen es auf neue Weise mit dem zu tun, was finster ist; und auch mit denen, die auf der Schattenseite des Lebens wohnen: »Denn die einen sind im Dunkeln. Und die andern sind im Licht. Und man siehet die im Lichte. Die im Dunkeln sieht man nicht« (Bertolt Brecht).

Jesus öffnet uns die Augen für »die im Dunkeln«. Die können und dürfen wir nicht übersehen: die durch Erdbeben und Terror, Vertreibung und Flucht im Dunkeln tappen. Ganze Völker, die auf der Schattenseite der Entwicklung stehen und von ihren Schulden erdrückt werden. Wie sollen wir denn von Weihnachten reden, wenn wir die Dunkelheiten verschweigen?

Weihnachten feiern heißt sich der Nacht stellen. Unsere Gesellschaft versucht mit aller Energie bis hin zur Atomkraft, die Nacht taghell zu machen. Alles soll durchleuchtet und ausgeleuchtet werden. Wir meinen, wir seien rundum erleuchtet und aufgeklärt, dabei sieht es oft finster aus. Und viele fühlen sich mit aller Energie hinters Licht geführt.[47]

Die Krise in unserer Gesellschaft und in der Welt ist eine Krise des Menschen. Wir haben vergessen, dass Gott zur Welt gekommen ist und in ihr Raum gewinnen will. Welcher Schaden entsteht dort, wo man faktisch ohne Gott auszukommen meint? Wo man die Kinder um Gott betrügt? Was ist, wenn Generationen heranwachsen, die das Gleichnis vom barmherzigen Samariter oder das Liebesgebot nicht mehr kennen? Wir haben viel zu verlieren! Wir sprechen viel von erneuerbarer Energie. Die liegt nicht nur im Wind oder in der Erde, sie steckt zuallererst in uns selbst. »Das wahre Licht, das jeden Menschen erleuchtet, kam in die Welt« (Joh 1,9).[48]

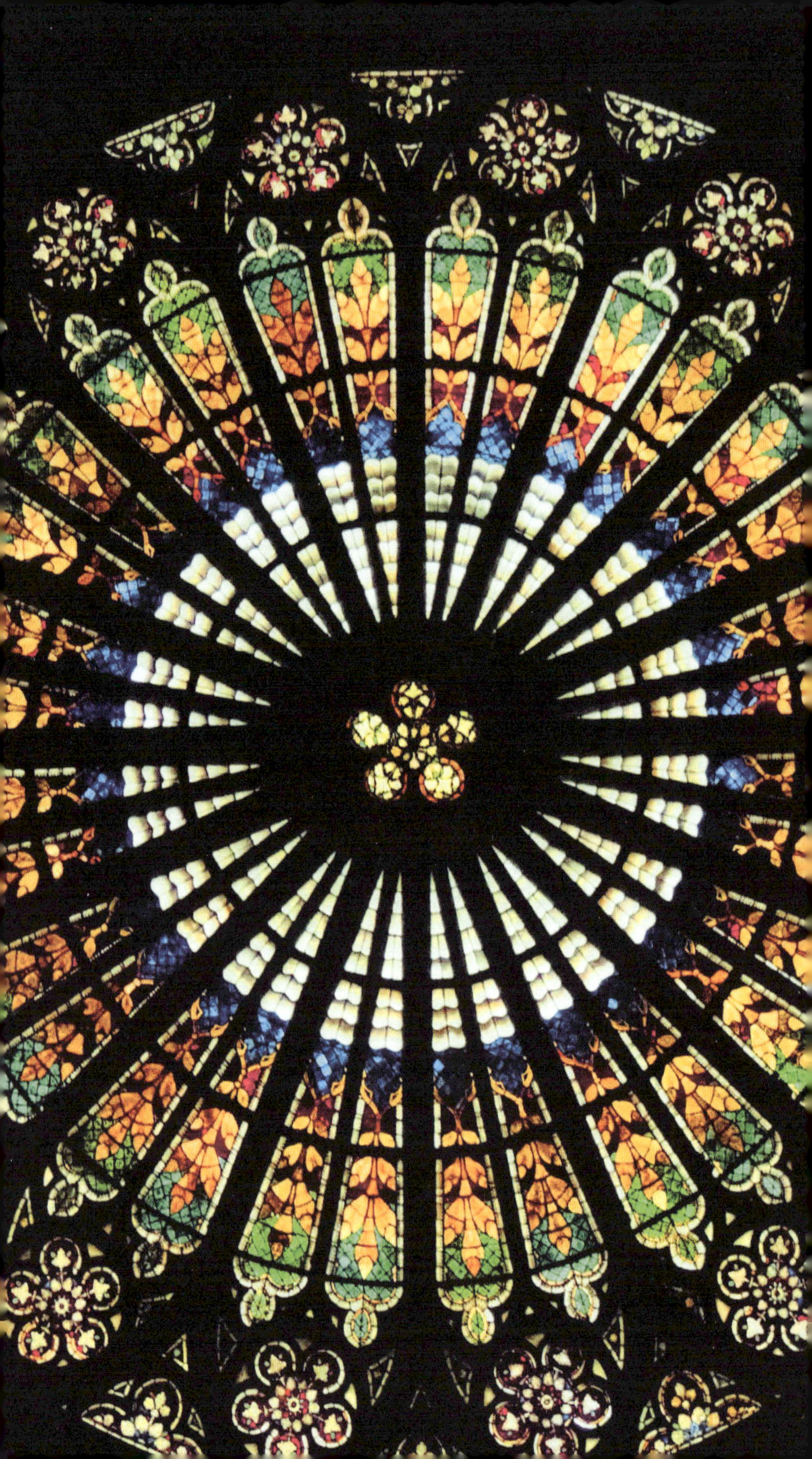

WEIHNACHTS-
ZEIT

Glauben leben

Kein Familienidyll

Heilige Familie – die Familie ist uns heilig. Warum eigentlich? Sie ist ein Lernort des Lebens und des Glaubens. An der Hand ihrer Eltern erfahren die Kinder, dass sie dem Leben trauen können und Gott. Sie lernen, mit ihm ins Gespräch zu kommen, also zu beten. Sie lernen überhaupt, Beziehungen aufzunehmen, mit Ängsten umzugehen und Vertrauen zu gewinnen. Wer sich angenommen weiß, der kann Ja zu sich selbst sagen und zu anderen. In der Familie erleben Eltern und Kinder, dass sie geliebt werden und fähig sind zu lieben. Hier können soziale Verantwortung und Solidarität wachsen, hier entscheidet sich, ob jemand lebenstüchtig wird und gemeinschaftsfähig. Das alles betrifft auch Jesus. Er ist in einer Familie aufgewachsen. Heilige Familie, sagen wir: Jesus, Maria, Josef. Das ist alles andere als ein Idyll.

Das Evangelium ist wenig stimmungsvoll, wenig »weihnachtlich«. Es spricht von einer friedensbedrohlichen Situation. ... Josef wird im Traum durch einen Engel gewarnt und flieht mit seiner Familie bei Nacht und Nebel. Jesus wird also nicht das »Schlaf in himmlischer Ruh« gesungen, er teilt das Los der Flüchtlingskinder. Seine Eltern fliehen mit ihm nach Ägypten, in das Land also, in dem

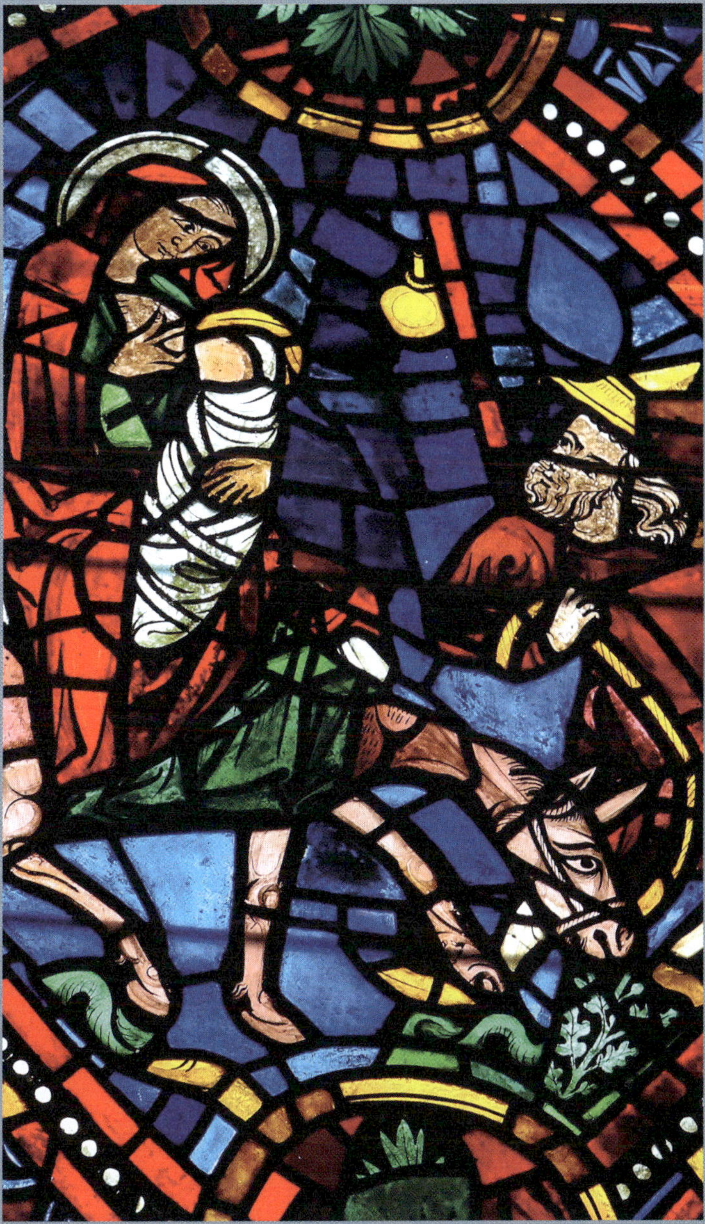

Maria stillt ihr Kind auf der Flucht nach Ägypten
(León, Spanien, Kathedrale Sta. Maria de Regla)

Israel unter der Knute des Pharao zu leiden hatte. Dorthin kommt Jesus, um wie sein Volk einst das Schicksal des Fremdlings zu tragen, von dort zieht er dann aus (wie Israel im Exodus) ins Gelobte Land. …

Vom Augenblick seiner Geburt im Schafstall an lebt Jesus in unserer Welt, so wie wir sie erfahren mit alledem, was sich in ihr ständig ereignet an Unmenschlichkeit und Grausamkeit. Wer den Blick von dieser Seite unserer Welt abwendet, wer nichts von all dem Bösen in ihr wissen will, der wendet sich von der Welt ab, die Gott für so wichtig hält, dass er sich mitten in sie hineinbegeben hat. Sein Heil setzt sich durch, dicht am Rande des Unheils. Das Evangelium zeigt uns Jesus von Anfang an solidarisch mit allen Vertriebenen und Flüchtlingen, den um ihre Zukunft betrogenen Kindern. Weihnachten kommt Gott in sein Eigentum, aber die Seinen nehmen ihn nicht auf (vgl. Joh 1,11). Findet er bei uns eine Herberge?[49]

Segensbitte

Was wünschen wir uns zu Beginn des neuen Jahres? »Gesundheit«, sagen die meisten und fügen hinzu: »Das ist das Wichtigste!« Ist das so? Oder gibt es noch Wichtigeres?! Mancher wagt den alten Wunsch: »Ein gesegnetes neues Jahr«. Das entspricht der ersten Lesung des Neujahrstages: »Der Herr segne und behüte dich ...« Was bedeutet das, Gottes Segen zu erbitten? Der Segen ist nicht irgendein religiöser Brauch. Er ist die Grundgeste des jüdisch-christlichen Glaubens.

Zu einem Rabbi kommt ein Schüler und fragt ihn, was Glauben sei; der Rabbi führt ihn zum Fenster und fragt: »Was siehst du da?« Der Schüler antwortet: »Menschen, Häuser, Bäume ...« – Der Rabbi führt ihn zu einem Spiegel und fragt ihn: »Was siehst du jetzt?« Der Schüler antwortet: »Jetzt sehe ich mich selbst.« – »Siehst du«, sagt der Rabbi, »wenn du dein Leben lässt, wie es ist, dann schaust du hindurch auf die ganze Welt bis zu ihrem Schöpfer; ist dir aber das Glas nicht genug und legst du nur ein bisschen Silber auf, dann siehst du nur noch dich selbst.« Wer glaubt, der geht davon aus, dass wir im Weltall nicht allein auf uns gestellt sind. Gott ist da als unser Gegenüber. Wir stehen nicht vor einem Spiegel, sondern vor *ihm* und bitten ihn um seinen Segen: »Der Herr segne dich und behüte dich.« ...

Der Segen nennt Gott ausdrücklich beim Namen. Er redet nicht drumherum. »Der Herr segne dich ...« Sein heiliger Name ist über uns angerufen. Wer sich zu Gott bekennt, braucht nicht selber Gott sein zu wollen und sich wie ein Herrgott zu gebärden. Der Gotteskomplex löst sich. Der Mensch darf Mensch bleiben und sich von Gott segnen lassen. Der Segen schlägt die Brücke des Glaubens zum Alltag. Er wirkt draußen, wo es ums leibhaftige Leben geht, wo wir gefordert sind in unseren Aufgaben und Verantwortungen. Die sind nicht durch einen »frommen Wunsch« zu erledigen. Aber wir können sie so oder so angehen. Es ist ein Riesenunterschied, ob ich durch die Geschehnisse des Lebens das Angesicht Gottes sehe oder ob ich mich selbst bespiegele. Ich muss mich nicht mit mir und meiner Leistung begnügen. Ich darf mehr erhoffen. Das nimmt mir den Druck, mich selbst durch meine Leistung rechtfertigen zu müssen. Ich bin nicht gnadenlos zum Erfolg verurteilt, sondern kann aufatmen. Das lockert, weitet. Es schenkt mir eine tiefe innere Gelassenheit.[50]

Fest der Gottesmutter Maria

Wenn sich in einer Familie Nachwuchs anmeldet, dann sagen wir: Die Eltern erwarten ein Kind. Eigenartig, unser Sprachgebrauch. Wir sagen nicht: Sie machen das Kind (so redet man allenfalls im Straßenjargon); wir sagen: Sie erwarten es. Wir spüren wohl: Ein Kind kann man letztlich nicht machen, man kann es nur empfangen, als Geschenk, als ein Geschenk des Himmels; so wie man ja auch die Liebe nicht machen kann. Sie schenkt sich uns, wie ein Wunder. ... Maria ist dadurch groß, dass sie für Gottes Geist ganz empfänglich war. »Mir geschehe nach deinem Wort«, sagt sie, und so geschieht es ihr. So hat sie Gottes Sohn zur Welt gebracht. Sie ist die Urgestalt aller glaubend Empfänglichen, das Urbild der Kirche. Dass wir Christen sind, ist nicht unser Werk, es ist empfangen durch den Heiligen Geist. Selig sind die Empfänglichen.[51]

Gott ist nicht nur in Betlehem geboren, er möchte in uns und durch uns zur Welt kommen. »Süßer Immanuel, werd' auch in mir nun geboren ...« (Gotteslob 251,7). Wir sind ein Geburtsort Gottes! Kann man Größeres vom Menschen sagen? Gott wartet im Grunde unseres Herzens. Schade nur, dass wir so wenig dort zu Hause sind. Wie schwer ist

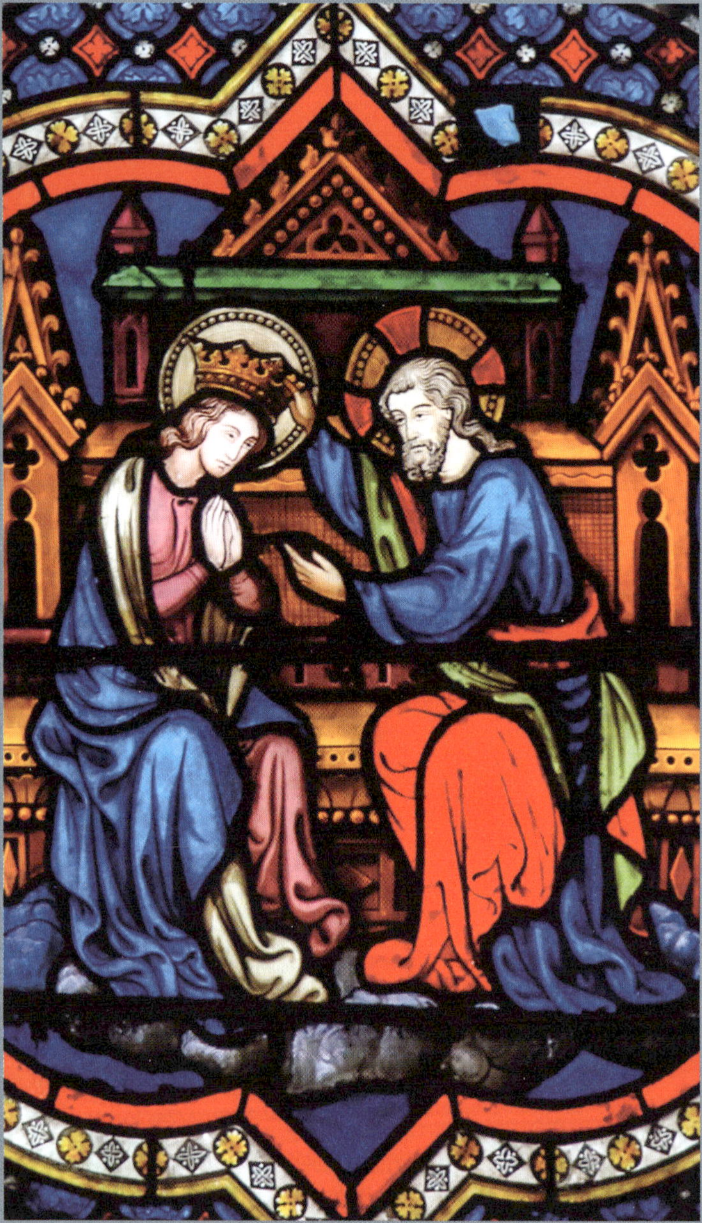

Krönung Marias
(Paris, Kathedrale Notre-Dame)

es, »in sich« zu gehen und »zu sich« zu kommen. Aber wie anders können wir Gott begegnen? So groß das Ziel der Gottesgeburt ist, so mühsam ist der Weg, so eng wie der Geburtskanal, durch den ein Kind zur Welt kommt. Man darf sich die inneren und äußeren Widerstände des Geburtsvorganges nicht ersparen. Herbergssuche und Exil, Krippe und Kreuz erinnern an die Wehen und die Geburtsschmerzen, unter denen Gottes Wort zur Welt kommt. Aber wenn es geschieht, wenn es in uns Gestalt annimmt? »Die aus Gott Geborenen sind die Säulen der Welt und die Pfeiler der Kirche«, sagt der Mystiker Johannes Tauler. Die Welt wartet auf sie, und die Kirche nicht weniger.[52]

Sternstunde

Denken Sie an Sternstunden in Ihrem persönlichen Leben: Begegnungen, die Ihnen neue Welten eröffnet haben, Begegnungen, die Ihr Leben tragen. Sternstunden kommen nicht alle Tage; aber man kann noch nach Jahren davon erzählen. Sie sind wie ein Geschenk des Himmels. Das Evangelium [nach Matthäus] erzählt von Menschen, die eine Sternstunde erlebt haben, eine Sternstunde ihres Lebens und darüber hinaus eine Sternstunde der Menschheit. Noch heute erzählen wir davon, noch heute bringt sie junge Menschen in Bewegung: die Sternsinger.

Die »Sterndeuter aus dem Osten« haben von den messianischen Verheißungen gehört, sie haben vom Messias gehört (vgl. die Lesung Jes 60,1–6). »Sein Stern« hat sie zum Aufbruch veranlasst, und nun sind sie von dieser einen Frage bewegt: Wo ist der zu finden, auf den der Stern am Himmel hinweist? »Wo ist der neugeborene König der Juden?« Mit dieser Frage kommen sie nach Jerusalem. Sie wenden sich an die Hüter der Verheißung: Wisst ihr Näheres? Die haben auf Anhieb die passende Antwort parat, aus der einschlägigen Literatur. Aber die reißt sie selbst nicht vom Stuhl, sie bleiben sitzen. ...

Der Stern, der die Sterndeuter in Bewegung bringt,

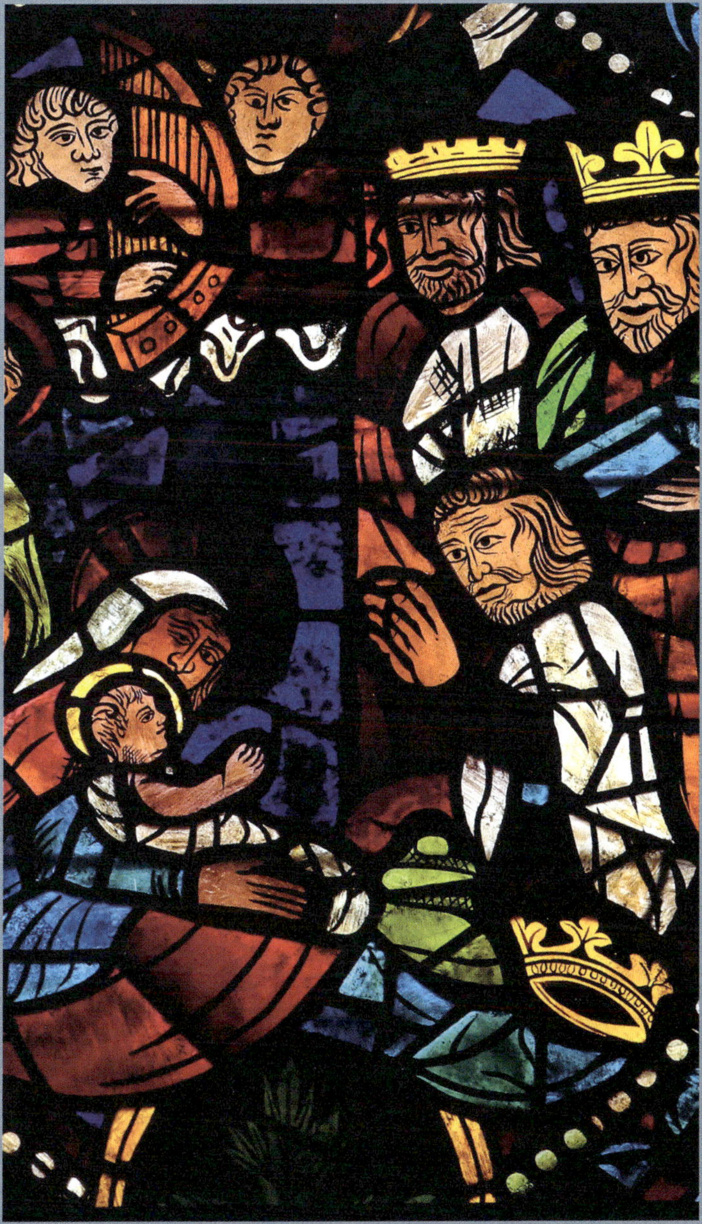

Die heiligen drei Könige
(León, Spanien, Kathedrale Sta. Maria de Regla)

dieser »Stern, den sie hatten aufgehen sehen, zog vor ihnen her bis zu dem Ort, wo das Kind war«. Dort ist die Mission des Sterns am Firmament beendet, ein neues Licht geht den Sterndeutern auf! Der wahre Stern ist nicht am Himmel zu finden, sondern auf der Erde, in unserem Fleisch und Blut. Die »Herrlichkeit des Herrn« kommt nicht wie ein riesiges Feuerwerk vom Himmel herab. Der Herr erscheint als Kind, er kommt als Mensch zu Menschen. Epiphanie Gottes in unserem Fleisch.

Die Sterndeuter gehen vor dem Messias in die Knie. Sie werfen sich nieder und huldigen ihm. Sie geben zu erkennten, wer sie sind und wer er ist, dass sie Menschen sind und er der Christus ist, der Sohn Gottes. Sie vertrauen sich ihm an, sie überlassen sich ihm. ... Es gibt eine Freiheit, die nur der erfährt, der sich vor Gott niederwirft und ihn anbetet. Er braucht vor nichts und niemandem sonst in die Knie zu gehen. Sternstunden verändern das Leben. Man geht anders aus ihnen heraus, als man in sie eingetreten ist. – »Häng deinen Karren an einen Stern!« Nicht an irgendeinen, sondern an *den* Stern Jesus Christus.[53]

Geliebtes Kind

Jesus begegnet uns nicht mehr als Kind in der Krippe, auch nicht als Zwölfjähriger im Tempel; er tritt auf als erwachsener Mann, der sich vom Täufer Johannes taufen lassen will. Warum eigentlich? Er ist doch der Sohn Gottes. Er hat's also gar nicht nötig, sich taufen zu lassen. Warum macht er das? Das ist Jesus! Er beansprucht keine Privilegien. Er stellt sich in eine Reihe mit allen anderen: »Es geschah aber, dass sich zusammen mit dem ganzen Volk auch Jesus taufen ließ«, betont der Evangelist [Lukas].

Doch das ist nicht alles, was von Jesus zu sagen ist. Die Taufe ist der Auftakt zu seinem öffentlichen Wirken. Dadurch wird vorweg deutlich, in welchem Horizont er zu sehen ist. Gottes Welt bricht ein in die Welt der Menschen. ...

Die Evangelien sprechen nicht davon, dass Jesus getauft hat. Das ist eher unwahrscheinlich. Umso verwunderlicher ist es, dass die Taufe schon bald nach Ostern zum entscheidenden Kennzeichen der Christen wird. Wie ist das zu erklären? Nicht weil Jesus getauft *hat,* sondern weil er getauft *worden ist,* tauft die Kirche. Bei aller Einmaligkeit und Besonderheit der Taufe Jesu zeigt sich an ihr, was die christliche Taufe bedeutet:

- Mit Christus stehen wir unter dem offenen Himmel.
- Durch ihn empfangen wir seinen Geist, den Heiligen Geist.
- Gott sagt bei der Taufe Jesu: »Du bist mein geliebter Sohn«. Das sagt er auch bei unserer Taufe: Du bist mein geliebter Sohn, du bist meine geliebte Tochter. Wir sind Kinder Gottes. Wir dürfen Gott unseren Vater nennen (vgl. »Vater unser«). Jesus ist unser Bruder. Durch ihn sind wir untereinander Schwestern und Brüder, Geschwister. Das ist eine Konsequenz aus der Taufe. Vor allen oft fragwürdigen Stufungen, die sich im Laufe der Jahrhunderte in der Kirche herausgebildet haben, gilt diese Grund-Gegebenheit von der Taufe her: Wir sind Schwestern und Brüder.

Das macht unsere Taufe aus. Wir sind nicht mit allen Wassern gewaschen, sondern mit einem bestimmten Wasser, das uns in der Taufe zufließt. Wir sind reingewaschen durch das Bad der Wiedergeburt. Zugleich zeigt die Taufe, dass wir Söhne und Töchter Gottes sind. Damit garantiert sie unsere Einmaligkeit und Originalität.

Am Ende sprach Rabbi Sussja: »In der kommenden Welt wird man mich nicht fragen: Warum bist du nicht Mose gewesen? Man wird mich fragen: Warum bist du nicht Sussja gewesen?« Jeder ist ein Unikat, ein Original. Das muss in unserem Leben sichtbar werden.[54]

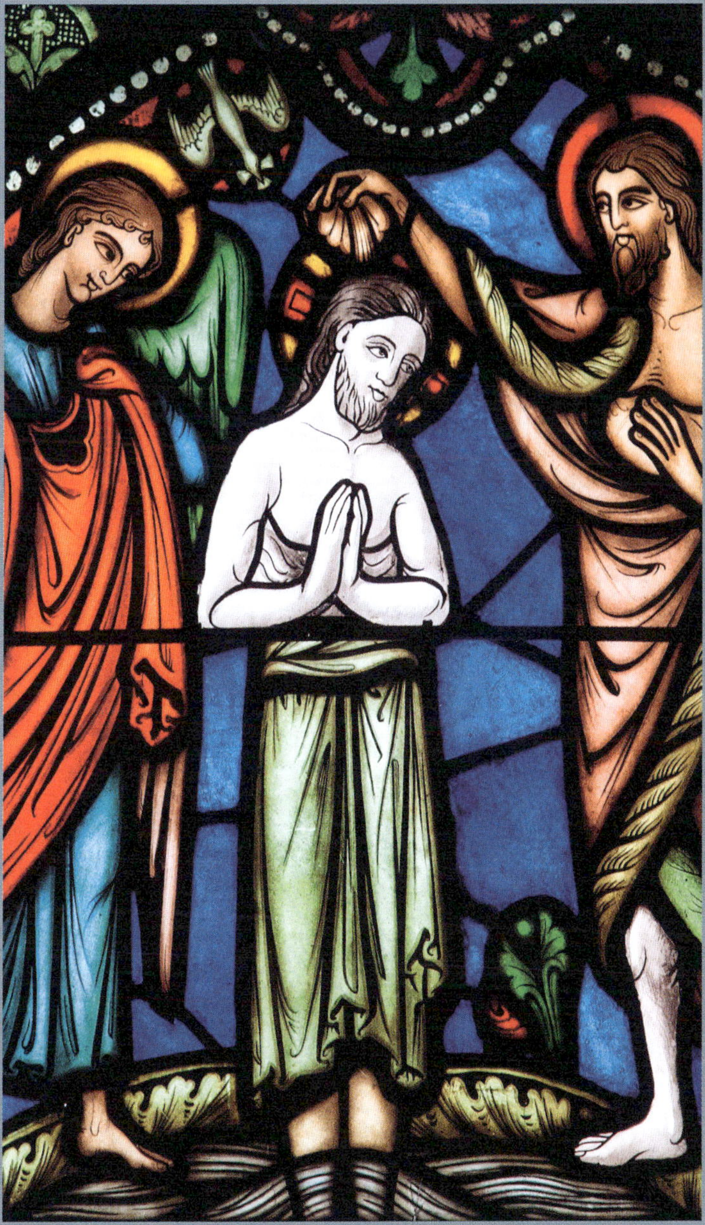

Taufe Jesu
(Brüssel, Kathedrale St. Michael und St. Gudula)

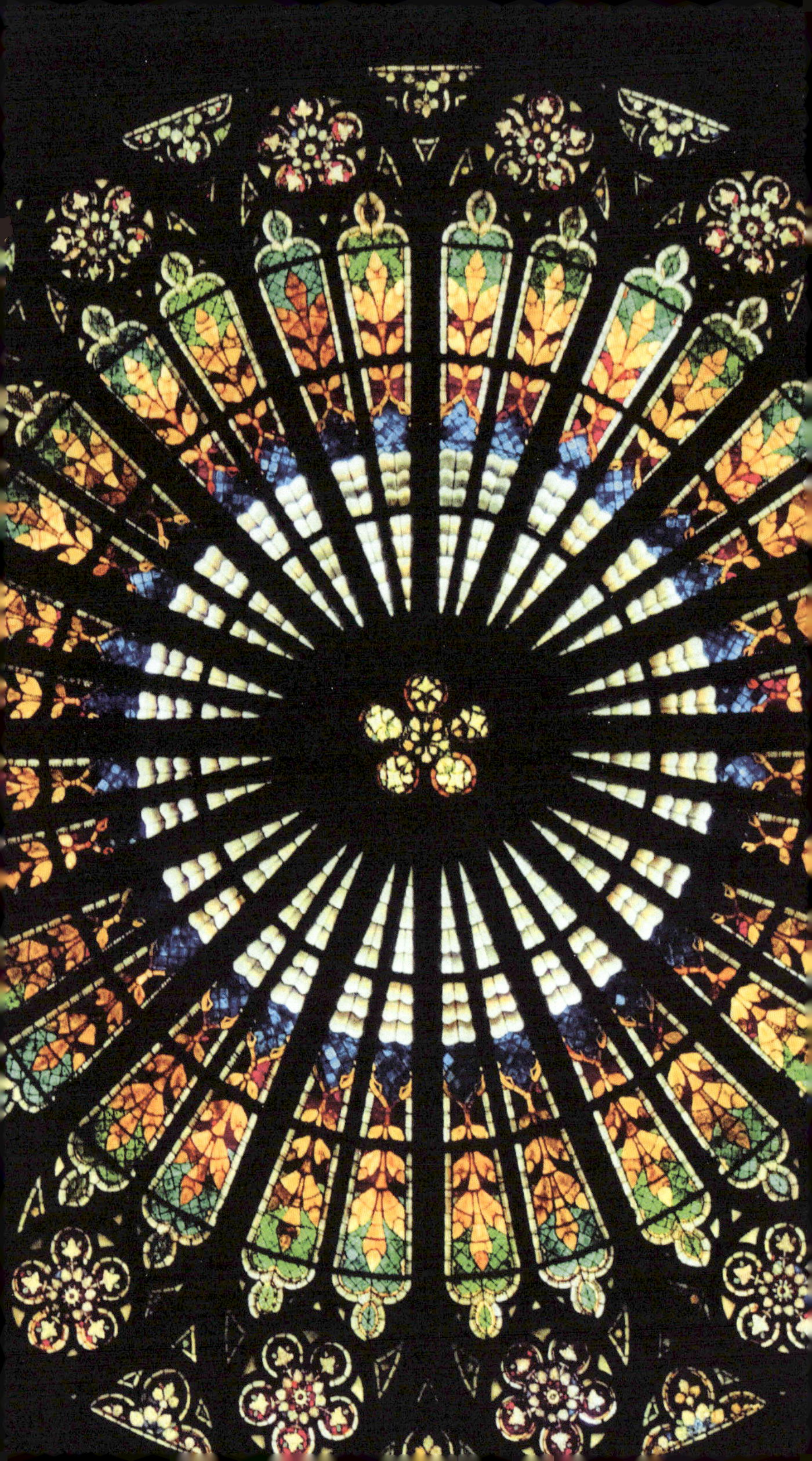

Textquellen

Zugrunde gelegte Werke von Franz Kamphaus:

- Den Armen eine frohe Botschaft bringen. Inspirationen zum Lukas-Jahr, Ostfildern 2021.
- Die Sternstunde der Menschwerdung. Weihnachtliche Anstöße. Mit einem Vorwort von Ulrich Schütz, Freiburg 2009.
- Gott beim Wort nehmen. Zeitansagen, Freiburg 2006.
- Komm mit zur Weihnachtskrippe. Mit Bildern von Eugen Stross, 2. Aufl. Freiburg 2000.
- Tastender Glaube. Inspirationen zum Matthäus-Jahr, 2. Aufl. Ostfildern 2017.
- Was die Stunde geschlagen hat. Worte, die den Mut wecken, Freiburg 1990.
- Wenn Gott zur Welt kommt. Worte zu Weihnachten, Freiburg 1992.

1 Komm mit zur Weihnachtskrippe, 7.

2 Ebd., 40.

3 Den Armen eine frohe Botschaft bringen, 19–20.

4 Tastender Glaube, 24.

5 Wenn Gott zur Welt kommt, 30.

6 Tastender Glaube, 26.

7 Wenn Gott zur Welt kommt, 31–32.

8 Den Armen eine frohe Botschaft bringen, 26–27.

9 Die Sternstunde der Menschwerdung, 43.

10 Den Armen eine frohe Botschaft bringen, 21–23.

11 Ebd., 23.

12 Ebd., 30–31.

13 Komm mit zur Weihnachtskrippe, 14–15.

14 Die Sternstunde der Menschwerdung, 39.

15 Gott beim Wort nehmen, 138–140.

16 Die Sternstunde der Menschwerdung, 39–40.

17 Komm mit zur Weihnachtskrippe, 16–17.

18 Gott beim Wort nehmen, 138–140.

19 Den Armen eine frohe Botschaft bringen, 29.

20 Komm mit zur Weihnachtskrippe, 14.

21 Ebd., 17–18.

22 Gott beim Wort nehmen, 199–200.

23 Den Armen eine frohe Botschaft bringen, 24–26.

24 Komm mit zur Weihnachtskrippe, 36–38.

25 Ebd., 41.

26 Den Armen eine frohe Botschaft bringen, 147–148.

27 Tastender Glaube, 32.

28 Gott beim Wort nehmen, 181.

29 Tastender Glaube, 59–60.

30 Komm mit zur Weihnachtskrippe, 15.

31 Die Sternstunde der Menschwerdung, 99.

32 Ebd., 72–75.

33 Komm mit zur Weihnachtskrippe, 18–19.

34 Die Sternstunde der Menschwerdung, 41.

35 Gott beim Wort nehmen, 114.

36 Komm mit zur Weihnachtskrippe, 29–31.

37 Die Sternstunde der Menschwerdung, 74–75.

38 Ebd., 49–52.

39 Ebd., 172–174.

40 Ebd., 171–172.

41 Komm mit zur Weihnachtskrippe, 20–21.

42 Den Armen eine frohe Botschaft bringen, 53.

43 Wenn Gott zur Welt kommt, 29–30.

44 Den Armen eine frohe Botschaft bringen, 43.

45 Gott beim Wort nehmen, 27.

46 Den Armen eine frohe Botschaft bringen, 36.

47 Was die Stunde geschlagen hat, 22–24.

48 Den Armen eine frohe Botschaft bringen, 42.

49 Tastender Glaube, 31–32.

50 Den Armen eine frohe Botschaft bringen, 48–50.

51 Wenn Gott zur Welt kommt, 29.

52 Tastender Glaube, 37–38.

53 Ebd., 38–40.

54 Den Armen eine frohe Botschaft bringen, 57–59.

Bildnachweis

depositphotos / jorisvo: Vorsatz, Frontispiz, Seiten 19, 23, 36, 40, 51, 55, 59, 76, 82, 91, 95, 101, 106, 109, 113, 121, Nachsatz

depositphotos / exinocactus – Rosette (Straßburg, Münster) –: Seiten 12, 30, 48, 66, 88, 98, 114

depositphotos / zatletic: Seiten 16, 27, 44, 56, 63

Wikimedia Commons / GFreihalter: Seite 69

Wikimedia Commons / Thesupermat: Seiten 72/73

depositphotos / clodio: Seiten 86/87

Abbildung auf dem Nachsatz:
Christi Geburt
(Bayeux, Kathedrale Notre-Dame)

VERLAGSGRUPPE PATMOS

PATMOS
ESCHBACH
GRÜNEWALD
THORBECKE
SCHWABEN
VER SACRUM

Die Verlagsgruppe
mit Sinn für das Leben

FSC
www.fsc.org
MIX
Papier aus verantwortungsvollen Quellen
FSC® C014138

Klimaneutral
Druckprodukt
ClimatePartner.com/14549-2003-1001

Für die Verlagsgruppe Patmos ist Nachhaltigkeit ein wichtiger Maßstab ihres Handelns. Wir achten daher auf den Einsatz umweltschonender Ressourcen und Materialien.

Verlagsgruppe Patmos in der Schwabenverlag AG, Ostfildern
www.verlagsgruppe-patmos.de

Zugunsten von MISEREOR

Gesamtgestaltung: Finken & Bumiller, Stuttgart
Umschlagabbildung: Verkündigung, Kathedrale von Bayeux, jorisvo / depositphoto
Druck: Finidr s.r.o., Český Těšín
Hergestellt in Tschechien
ISBN 978-3-8436-1395-8

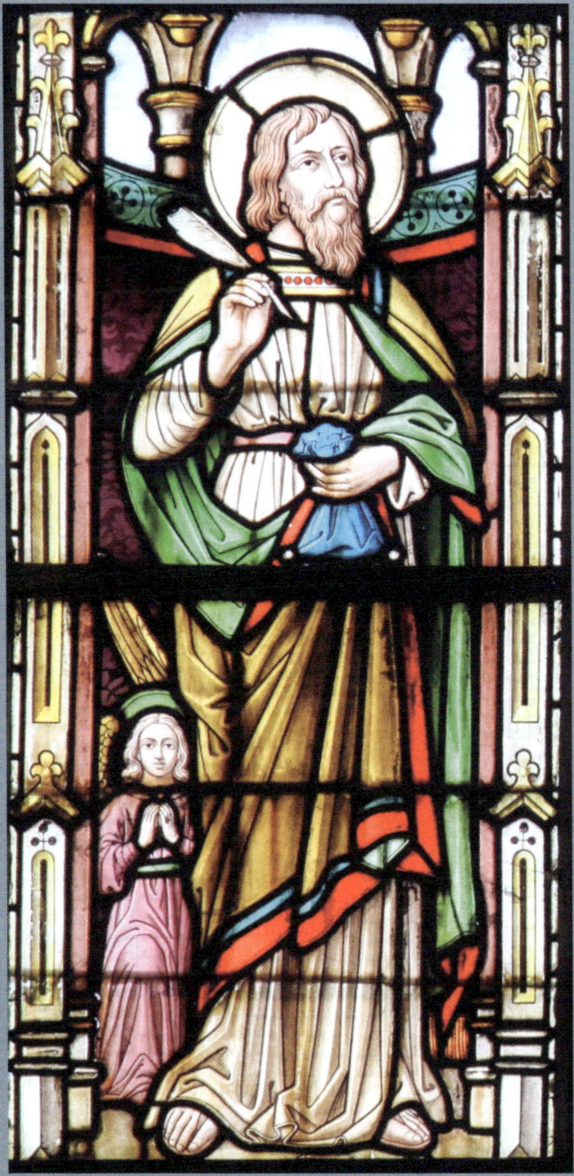

Der Evangelist Matthäus
(Stabroek, Flandern, Kirche St. Catharina)

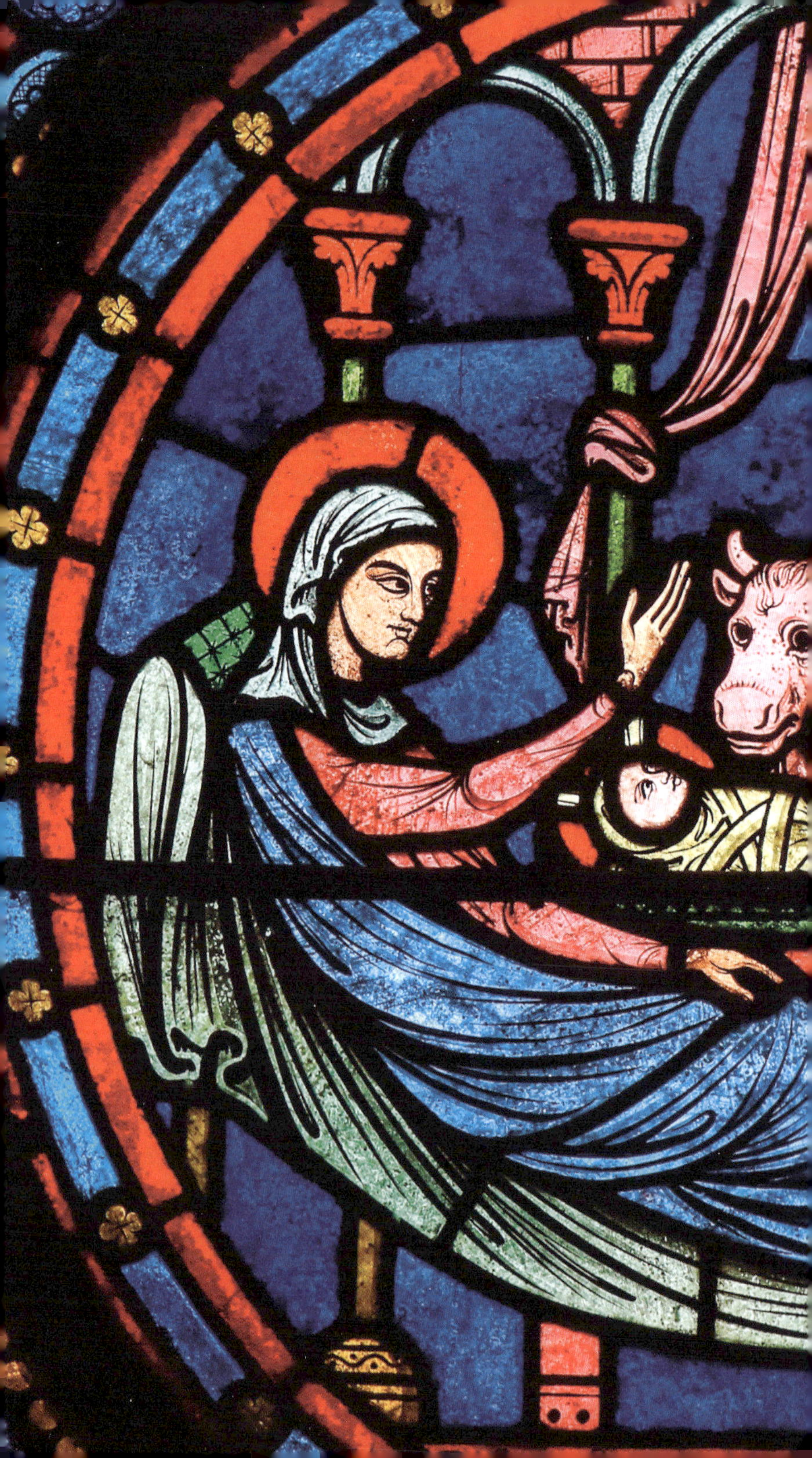